van Gelder/de Vos

Die fünf Elemente der Gesundheit

Ton van Gelder und Fiona de Vos

Die fünf Elemente der Gesundheit

Heilung durch die Kraft der Emotionen

Aus dem Niederländischen übertragen
von *Martin Rometsch*

WINDPFERD

Anmerkung: Um dieses Buch leichter lesbar zu machen, haben wir es aus dem Blickwinkel eines Akupunkteurs und seiner Praxis geschrieben. Die Ich-Form lässt Ton van Gelder als Arzt und Therapeut zu Wort kommen. Die Erfahrungen von Fiona de Vos bei ihrer täglichen Arbeit als Managementberaterin haben wir bewusst nicht verwertet. Auf Seite 113 beginnt das *Arbeitsbuch.* Darin stehen Übungen, die es Ihnen ermöglichen, jedes erörterte Thema, vom Denken bis zum Glück, selbst zu erfahren.

Wichtiger Hinweis: Die in diesem Buch beschriebenen Methoden sollen ärztlichen Rat und medizinische Behandlung nicht ersetzen. Die in diesem Buch vorgestellten Informationen sind sorgfältig recherchiert und wurden nach bestem Wissen und Gewissen vorgestellt. Dennoch übernehmen Autor und Verlag keinerlei Haftung für Schäden irgend welcher Art, die direkt oder indirekt aus der Anwendung oder Verwendung der Angaben in diesem Buch entstehen. Sämtliche Informationen in diesem Buch sind für Interessierte zur Weiterbildung gedacht.

Titel der Niederländischen Originalausgabe *De Lachende Boeddha*
Erschienen bei *Uitgeverij Schors – Amsterdam*

Aus dem Niederländischen übertragen von *Martin Rometsch*

1. Auflage 2010

www.windpferd.de

Umschlaggestaltung: Kuhn Grafik Communication Design, Amden (CH)
unter Verwendung einer Illustration von 123rf
Layout: Marx Grafik & ArtWork
Lektorat: Silke Kleemann
Gesetzt aus der Adobe Garamond
Druck: Himmer AG, Augsburg

FSC
www.fsc.org
MIX
Papier aus verantwortungsvollen Quellen
FSC® C095359

Printed in Germany · ISBN 978-3-89385-628-2

Inhalt

Einleitung

Wie Emotionen unseren Energiehaushalt beeinflussen

Alles hat eine Ursache, einen Anfang. Selbst wenn wir den logischen Zusammenhang nicht immer sofort sehen, will das nicht heißen, dass er nicht existiert.

Solange wir die Ursachen nicht kennen, müssen wir notgedrungen die Symptome behandeln. Darin ist die westliche Medizin sehr gut. Das wollen wir durchaus einräumen und nicht vom Tisch wischen. Dennoch müssen wir immer nach den eigentlichen Ursachen suchen. Die Erfinder der Akupunktur glaubten nicht an materielle Ursachen der Krankheiten. Die chinesische Tradition, die etwa 4000 Jahre alt ist, betrachtet den Wandel als das höhere Prinzip. Energie ist ein anderes Wort für Wandel. Alles ist Energie. Materielle Erscheinungen, zum Beispiel der Körper, sind nur eine Erscheinungsform und eine Momentaufnahme im endlosen Strom der Veränderung, die wir Wirklichkeit nennen. Krankheit entsteht, wenn die Energie nicht mehr frei fließen kann. Nach dieser Auffassung müssen wir also Energieblockaden verhindern oder – wenn sie bereits entstanden sind – beseitigen, damit die Energie wieder freie Bahn hat.

Negative Emotionen spielen bei der Entstehung von Blockaden eine große Rolle, sogar bei Beschwerden wie verschlissenen Halswirbeln oder einer Fettleber, die auf den ersten Blick rein physisch anmuten. Emotionen beeinflussen unter bestimmten Bedingungen unseren Energiehaushalt. Um diese Bedingungen und um diese Vorgänge geht es in diesem Buch. Wie kann der falsche Umgang mit einer Emotion die Energie stören? Wie kann Energie blockiert werden und sich infolgedessen erschöpfen? Die medizinische Tradition, die sich damit befasst, heißt *energetische Heilkunde.*

Nach dieser Lehre sind Emotionen die tiefsten Ursachen aller Störungen. Negative Emotionen führen letztlich zu spezifischen Beschwerden. Wenn Sie sich der vorherrschenden negativen Emotion bewusst werden, können Sie an ihr arbeiten, um das Gleichgewicht wiederherzustellen. Auf diese Weise kann jeder an seiner Heilung arbeiten und gleichzeitig viel vorbeugend tun.

Es werden fünf Hauptemotionen unterschieden: Angst, Wut, Grübelei, Unruhe und Kummer. Diese Emotionen kennen wir alle. Es geht nicht darum, sie aus der Welt zu schaffen oder zu unterdrücken. Verdrängen hilft nicht – wir müssen sie in ein dauerhaftes Gleichgewicht bringen. Erst wenn *eine* dieser fünf Emotionen für längere Zeit überhand nimmt, treten körperliche Störungen auf.

Aber sehr oft ist eine der fünf Emotionen lange Zeit dominant, und je länger sie vorherrscht, desto negativer „färbt" sie unsere Persönlichkeit und unser Leben.

Jeder negativen Emotion steht eine positive gegenüber. Diese können Sie bewusst stärken, um die negative Emotion zu neutralisieren. Wenn Sie beispielsweise Angst haben, können Sie durch Vertrauen wieder ein Gleichgewicht herstellen. Auch was die Persönlichkeit anbelangt, können Sie versuchen, bestimmte Eigenschaften zu stärken. Das sind, um beim Beispiel Angst zu bleiben: Geschmeidigkeit, Nachgiebigkeit und Sanftmut, also positive Energien, welche die Angst als negative Energie neutralisieren.

Ziemlich viele Krankheiten entwickeln sich nach einem festen Muster. Der Prozess beginnt, wenn wir mit einer der fünf negativen Emotionen falsch umgehen. Gewiss, jeder erlebt diese Emotionen fortwährend. Allein davon wird niemand krank. Diese Emotionen machen erst dann krank, wenn Sie sich ständig gegen die normale, körperliche Verarbeitung der Emotionen wehren.

Allerdings haben wir alle ein „Faible" für eine oder zwei negative Emotionen. Das nennt man Fixierung. Eine fixierte Emotion fesselt Ihre Aufmerksamkeit mehr als andere Emotionen. Diese Aufmerksamkeit kann positiv sein – Sie „stehen darauf" – oder negativ. Im letzteren Fall kommt es zu Verhaltensstörungen. Dann wenden Sie sich von der Empfindung ab, welche die Emotion im

Körper auslöst, und laufen vor ihr weg. Sie wehren sich gegen das körperliche Empfinden der Emotion. Sie fliehen vor der Emotion, indem Sie Ihre Aufmerksamkeit vom Körper zum Kopf verlagern und über das Ereignis grübeln, das die Emotion hervorgerufen hat.

Annahme und Ablehnung einer Emotion gehen oft Hand in Hand. Menschen mit einer Fixierung auf die Emotion Angst schauen sich beispielsweise gerne Horrorfilme an und stehen in der ersten Reihe, wenn sich auf der Straße ein Unglück ereignet. Sie schauen hin, und gleichzeitig laufen sie vor der Emotion weg, wenn diese sich spontan einstellt, also wenn sie nicht selbst Regie führen.

Wenn eine emotionale Fixierung lange besteht, leitet sie die nächste Phase des Krankheitsprozesses ein. Jetzt nehmen die Gedanken feste Form an, die mit der Flucht vor dem körperlichen Erleben einhergehen. Wenn ein Gedanke sich häufig bildet, nistet er sich im Kopf ein und wird mit der Zeit zu einer festen Überzeugung. Bei einer Angstfixierung kann die Überzeugung zum Beispiel darin bestehen, dass wir die Welt für ein gefährliches Pflaster halten oder dass uns jeden Moment der Boden unter den Füßen weggezogen werden kann, wenn wir uns nicht gegen sämtliche Risiken absichern. Es ist kein Wunder, dass solche unumstößlichen Überzeugungen, wenn sie erst einmal Fuß gefasst haben, die Einstellungen und das Verhalten in großem Umfang bestimmen. So prägt eine Fixierung den Charakter.

Die chinesische Heilkunde verbindet bestimmte Charaktertypen mit bestimmten Krankheitssymptomen. Jede negative Emotion, mit der wir falsch umgehen, führt letztlich zu einem vorhersehbaren Charaktertyp mit den dazugehörigen Störungen. Je nachdem, wie stark – wie belastbar – Sie sind, können Sie sich beinahe darauf verlassen, dass Sie früher oder später die Krankheit X bekommen, wenn Sie zum Charaktertyp Y gehören. Doch bevor die Krankheit tatsächlich auftritt, macht ein Mensch, der sich auf der abschüssigen Bahn der Emotionen befindet, zuerst noch einen „Verbrennungsprozess“ durch.

Wenn eine emotionale Fixierung längere Zeit andauert und wenn bereits deutliche Charakterzüge erkennbar sind, wird die dazugehörige Energie blockiert. Eine solche Blockade bewirkt zunächst einen Energiestau, also ein Zuviel an Energie. Dies nennen die Chinesen Yang-Phase. Mit Gewalt kann der Organismus die angestaute Energie zwar verbrauchen, aber nur auf Kosten einer enormen Anspannung. Nach einiger Zeit ist der Körper erschöpft, und der Patient gerät in die Yin-Phase, in der er nicht mehr genug Kraft hat, um den Energieexzess zu kompensieren. In diesem Augenblick haben die krankmachenden Einflüsse freie Hand. Das blockierte Energiesystem ist jetzt so ausgepumpt, dass sowohl seelische als auch körperliche Beschwerden auftreten. Dann wird der Mensch mutlos und niedergeschlagen. Er ist allerlei Wahnbildern ausgeliefert und steckt in destruktiven Verhaltensmustern fest. Auch körperlich läuft jetzt vieles nicht mehr optimal.

Aber in jeder Phase dieses Prozesses ist Hilfe möglich. Drei Schritte führen zur Wiederherstellung des Gleichgewichts: Bewusstwerdung, Akzeptanz und Freude.

Beim Bewusstwerden geht es vor allem darum herauszufinden, auf welche Emotion Sie fixiert sind. Akzeptanz ist etwas ganz anderes als Resignation: Bei diesem zweiten Schritt akzeptieren Sie, dass eine, zwei oder mehr Emotionen größeren Einfluss auf Sie haben als die anderen. Sie müssen lernen, die Emotion körperlich zu erfahren. Meditation ist eine allgemein anerkannte und sehr wirksame Methode, um Akzeptanz zu erreichen. Daneben gibt es für jede Emotion spezifische Übungen. Das letzte Stadium der Bewusstwerdung ist Freude. Nachdem Sie in der zweiten Phase das emotionale Theater gezwungenermaßen kennengelernt haben, beginnen Sie in diesem letzten Stadium Spaß daran zu haben. Eine Welt hat sich für Sie aufgetan, die außer therapeutischen Aspekten auch viele andere interessante Möglichkeiten bietet. Sie gehen auf Entdeckungsreise in Regionen, deren Existenz Sie früher nicht einmal ahnten. Sie lernen, sich selbst vom Leiden zu erlösen. Es geht darum, glücklich zu sein, frei vom Leiden. Dabei ist Meditation nur ein Mittel, kein Ziel.

Ton van Gelder und Fiona de Vos

1
Denken

Der römische Kaiser Marc Aurel, einst der mächtigste Mann der Welt, verstand, wie wichtig es war, Herr seiner Gedanken zu sein. Meditation ist mehr als eine modische Gehirngymnastik, die esoterische Menschen aus Indien mitbrachten. Alle großen, wirklich weisen Menschen der Welt wussten dank ihrer Selbsterforschung, wie sie Gesundheit und Glück erlangen konnten. Marc Aurel schrieb in seinen *Betrachtungen:*

„Der Mensch sucht Einsamkeit in der Wildnis, an der Meeresküste oder in den Bergen. Das ist eines Philosophen völlig unwürdig, denn er kann sich jederzeit in sich selbst zurückziehen. Nirgendwo findet ein Mensch eine ruhigere oder ungestörtere Zuflucht als in seiner eigenen Seele. Wer innere Kraft besitzt, muss diese Kraft nur anwenden, um sogleich Gemütsruhe zu finden, eine Gemütsruhe, die nichts anderes ist als ein gut geordneter Geist. Mach also häufig Gebrauch von diesem Ort, um dich zurückzuziehen, und erneuere dich auf diese Weise immer wieder."

Das „Ich" und die Sinnesorgane

Ein geordneter Geist, seine innere Kraft nutzen, sich in die Seele zurückziehen – das klingt gut, aber in unserem Kulturkreis sind das keine Schulfächer, und darum wissen wir nicht genau, wie das geht. Warum lernen unsere Kinder nicht von der Grundschule an, was sie brauchen, um Weisheit, Gesundheit und Glück zu erlangen? Offenbar halten wir das noch nicht für notwendig genug. Wir begreifen nicht, wie der Mensch wirklich beschaffen ist, und wir achten nicht darauf, was alle Weisen aller Länder und Zeiten uns lehren.

Ein Mensch ist mehr als ein Körper, das steht fest. Der Körper, den Sie jetzt haben, ist ein ganz anderer als vor zehn Jahren. Alle

Zellen werden ständig durch neue ersetzt. Jede Woche bildet sich eine neue Leber. Das Skelett wird alle drei Monate vollständig ersetzt. Eine neue Magenschleimhaut bekommen wir alle fünf Tage und eine neue Haut einmal im Monat. Auch die Nerven werden regelmäßig ausgetauscht. Aber wenn feststeht, dass wir nicht unser Körper sind, was sind wir dann?

Wen oder was meinen Sie, wenn Sie „ich" sagen? Ihr Ich ist das, womit Sie sich identifizieren. Sie nehmen etwas innerlich wahr, konzentrieren sich darauf und sagen dann: Das bin ich. Das geschieht meist unbewusst; eine bewusste Entscheidung ist nicht notwendig. Der Grund dafür ist vor allem, dass wir Sinnesorgane haben.

Wir nehmen die Wirklichkeit wahr, indem wir riechen, hören, sehen, schmecken und tasten. Was die Sinne wahrnehmen, weckt unsere Aufmerksamkeit. Im Buddhismus gilt auch das Denken als Sinneswahrnehmung. Unser Bewusstsein füllt sich mit alledem, und wir identifizieren uns damit. Sind wir also unsere Sinnesorgane und Gedanken? Ja, solange wir uns mit unseren Wahrnehmungen und Gedanken identifizieren.

Die Kernfrage lautet: Gibt es eine Alternative? Können wir uns mit etwas anderem identifizieren als mit dem Körper, mit dem, was unsere Sinnesorgane wahrnehmen und was wir von den vielen Informationen denken? Gibt es mehr zwischen Himmel und Erde als diese Phänomene?

Die Antwort ist: Raum. Unsere Sinnesorgane täuschen uns. Wenn wir einen Stein betrachten, sehen wir ein Objekt mit einer sehr beständigen Form. Und wenn wir den Stein anfassen, festigt sich das Bild von etwas Hartem. Das Gleiche gilt für unseren Körper. Er scheint solide zu sein, ein festes Stück Fleisch. Aber das ist ein Irrtum. Die Atome und Moleküle, aus denen Zellen aufgebaut sind, bestehen zu 99,9 Prozent aus leerem Raum. Würden wir die gesamte Leere aus dem Körper „herauspressen", könnten wir, wie Einstein berechnete, die übrig gebliebene feste Materie auf einer Nadelspitze unterbringen.

Es gibt plastischere Beispiele, um die Unzulänglichkeit der Sinnesorgane aufzuzeigen. Die Erde scheint flach zu sein und still zu stehen. In Wirklichkeit leben wir auf einer Kugel, die mit einer Geschwindigkeit von einigen tausend Kilometern in der Stunde durch den Raum rast. Meine Sinnesorgane sagen mir, dass Eisenbahngleise in der Ferne zusammenlaufen; mein Verstand bestreitet das. Wir haben die Schienen selbst gelegt, und darum wissen wir, dass sie immer parallel verlaufen. Aber es gibt so vieles, was wir wahrnehmen, ohne die geringste Ahnung zu haben, wie es wirklich beschaffen ist. Wir müssen es *deuten.* Im alten Indien hieß die Welt der sinnlichen Wahrnehmung Maya. Wir leben in einer Illusion.

Die Realität lautet: Es existiert hauptsächlich Raum. Diesen Raum können wir Gott oder Seele oder das Feld des reinen Potenzials nennen. Wir nehmen den Raum nicht mit unseren Sinnesorganen wahr. Das geht gar nicht, weil unsere Sinnesorgane nur Veränderungen und Schwingungen wahrnehmen können. Es lohnt sich, über diese Tatsache nachzudenken. Unsere Augen registrieren Licht, und Licht besteht aus Wellen, also aus Bewegung. Unsere Ohren fangen Schallwellen ein. Unsere Nase nimmt nur Gerüche wahr, die sich vom normalen Angebot unterscheiden – sie bemerkt nur Veränderungen! Wellen, Schwingungen, Veränderungen: Das ist alles, was wir mit den Sinnesorganen wahrnehmen können.

Die Stille, das Unveränderliche, das Ewige, die Ruhe machten auf die Sinnesorgane keinen Eindruck. Normalerweise können wir Leere nicht erfahren und uns folglich auch nicht mit ihr identifizieren. Nur wenn wir immer wieder tief in den Raum eintauchen, kann daraus ein Ich-Gefühl entstehen. Die Sinnesorgane, einschließlich des Denkens, vermitteln uns nur einen bruchstückhaften Eindruck von der Wirklichkeit. Die Leere, der Raum ist nicht wirklich leer, sondern eine Quelle der Kraft und des Wissens. Wir verdanken es der Leere und dem Raum, dass materialisierte Objekte eine Bedeutung und Kraft haben. Dasillustriertdersatzdensiegeradelesen. Ohne Zwischenräume ist er schwer lesbar. Erst die leeren Räume zwischen den Worten verleihen den Worten Kraft und Bedeutung. Die Dichtkunst macht bewusst von diesem Phänomen Gebrauch: Gedichte schöpfen ihre Aussagekraft vor allem aus dem umgebenden Raum.

Etwas Ähnliches geschieht in der Meditation. Die Sinnesorgane werden nicht gereizt, die Gedanken nicht festgehalten. Es wird still und ruhig. Sie erfahren den Raum zwischen zwei Gedanken und haben plötzlich den Eindruck, nach Hause zu kommen. Und Sie begreifen: Das ist es, was alles andere durchdringt, das ist wirklicher als die Hektik des Wandels, das bin ich. Mehr noch: Das bin nicht nur ich, sondern das sind alle anderen auch. Wir sind eins! Alles und jeder ist Teil dieser Leere, dieses friedvollen Raumes.

Sobald Sie sich zu hundert Prozent mit dem Ganzen identifizieren können, lösen die 0,1 Prozent Ichheit, an die Sie bisher gekettet waren, ihren eisernen Griff. Die Sinnesorgane, die Gedanken und der Körper werden formbarer, leichter zu steuern, einfacher im Umgang als jemals zuvor. Sie lernen, aus der Leere heraus zu erschaffen. Sie sind kein Spielball der Sinneseindrücke mehr, weil Sie jetzt wissen, dass diese nur einen kleinen Teil der Wirklichkeit ausmachen. Das nennt man Befreiung oder Erleuchtung. Daran ist nichts Mysteriöses; es bedeutet nur, dass Sie die geistigen Augen für alles öffnen, was unter der Oberfläche der sinnlichen Wahrnehmung liegt.

Marc Aurel wusste es, viele Spitzensportler wissen es, Jesus und Mohammed wussten es, die Medizinmänner der Hopi wussten es, sehr viele Wissenschaftler und Künstler wissen es. Ganze Völkerstämme wissen es. Meditieren Sie, und erfahren Sie die Leere. Nutzen Sie diesen Raum häufig, und erneuern Sie sich dadurch immer wieder.

Gedanken sind Kräfte

Allmählich verstehen auch Wissenschaftler, welchen Einfluss die Sinnesorgane und die mit ihnen verbundenen Gedanken auf den

Körper haben. Die wissenschaftliche Disziplin, die sich mit diesem Thema befasst, heißt Psychoneuroimmunologie. Man hat entdeckt, dass Immunzellen jeden Gedanken „mithören", der Ihnen durch den Kopf geht. In spirituellen Kreisen ist das seit Jahrtausenden bekannt.

Ich verzichte hier auf Einzelheiten über Neuropeptide, Monozyten und Rezeptoren. Wichtig ist, dass Gedanken verschiedene chemische Prozesse im Körper auslösen und dass dies heute wissenschaftlich belegt ist. Wenn die Gedanken ruhig und harmonisch sind, stellt der Körper sozusagen biologische Beruhigungsmittel her. Er bildet krebshemmende Substanzen wie Interleukin und Interferon, wenn Sie fröhlich aufgeregt sind, zum Beispiel beim Wildwasserfahren oder auf der Achterbahn.

Frohe Gedanken stärken den Widerstand gegen Krankheiten erheblich. Finden Sie also heraus, was Sie fröhlich macht, wie Sie sich selbst eine Freunde machen können. Im Durchschnitt kommen uns täglich rund 60 000 Gedanken, und die große Mehrheit davon ist jeden Tag gleich, unter anderem deshalb, weil die Sinneseindrücke jeden Tag gleich sind. Je erwachsener wir werden, desto mehr erstarren unsere Gedanken, bis wir sogar 95 Prozent unserer Gedanken jeden Tag wiederholen. Das bedeutet, dass wir immer wieder die gleichen chemischen Reaktionen auslösen und immer wieder die gleichen Energiemuster erzeugen. Wenn Sie das ändern wollen, müssen Sie mit Ihren Gedanken anfangen.

Bisher hat man schon fünfzig verschiedene Substanzen entdeckt, die das Gehirn auf Befehl unserer Gedanken herstellt. Das ist eine ganze Apotheke! Die Arzneien, die wir selbst herstellen, kosten nichts; sie sind immer richtig dosiert und haben keine Nebenwirkungen. Ihr Körper ist der Ausdruck aller Vorstellungen, die Sie von ihm haben. Ihr soziales Leben ist ein Spiegelbild aller Ideen, die Sie über Ihre Beziehungen mit anderen Menschen haben. Ihr Gemütszustand spiegelt wider, wie entspannt und wohl Sie sich fühlen – ob Sie daran glauben, dass Sie Ihres Glückes Schmied sind.

Sie brauchen sich keiner Gehirnwäsche zu unterziehen, um neue Gedankenmuster aufzubauen. Ein wichtiger erster Schritt, der bereits viel Raum und Freiheit schenkt, ist die Erkenntnis, wie es um Ihren derzeitigen mentalen Zustand bestellt ist. Übernehmen Sie bewusst das Lenkrad, und lassen Sie nicht zu, dass 95 Prozent Ihrer Gedanken die gleichen sind wie gestern. Versuchen Sie herauszufinden, welche schädlichen Gedanken Sie haben, damit Sie diese aus Ihrem Programm löschen können. Alles, was mit Angst geladen ist, schadet Ihnen. Denken Sie daran: Wo Angst ist, da kann keine Liebe sein. Mindestens ebenso wichtig ist, was Sie inspiriert. Welche Gedanken und Aktivitäten geben Ihnen Energie, machen Sie munter und fröhlich, vermitteln Ihnen ein gutes Gefühl? Denken und tun Sie das öfter als bisher. Lassen Sie sich nicht einreden, es sei egoistisch, sich auf diese Weise mit sich selbst und mit schönen Dingen zu beschäftigen! Diese lähmende Einstellung müssen Sie rasch überwinden. Die beste und schnellste Methode, die Welt zu verbessern, besteht darin, selbst besser zu werden.

Wenn Sie ernsthaft mit Ihrem Denken arbeiten wollen, sollten Sie dessen Grundlagen besser kennen. Im Westen sind wir daran gewöhnt, hauptsächlich die Denkprozesse anderer zu untersuchen. Im Osten ist Meditation seit alters her die übliche Methode, um das Bewusstsein zu erforschen, um das eigene Denken und das eigene Bewusstsein zu verstehen. Aufgrund persönlicher Erfahrungen entstehen Ideen über die Gesetzmäßigkeiten, denen das Denken unterworfen ist. Die Erforschung und die Erfahrung des eigenen Bewusstseins ist im Osten eine legitime und wichtige wissenschaftliche Methode.

Diese Selbsterforschung des Denkens fällt unter den übergeordneten Begriff „Meditation“. Es ist eine einfache Methode, die jeder anwenden kann. Bei der einfachsten Form von Meditation betrachten Sie Ihre Gedanken, so wie sie kommen und verschwinden. Wehren Sie sich nicht gegen die Gedanken, schauen Sie nur prüfend zu, wie der Denkprozess bei Ihnen abläuft. Was geschieht dabei? Wie geschieht es? Welche Muster erkennen Sie? Verdrängen Sie nicht, urteilen Sie nicht, und gebrauchen Sie keine Gewalt.

Gedanken sind Kräfte. Ich glaube, nur wenige Aspekte des Leben werden so schlecht verstanden. Wenn Sie nicht begreifen, was Gedanken sind, wie sie entstehen und vor allem was sie bewirken, dann verstehen Sie im Grunde nicht viel von sich selbst und vom Leben. Wachstum, Gesundheit und wahre Macht über das eigene Schicksal setzen voraus, dass wir verstehen, was sich zwischen unseren Ohren abspielt.

Das sind große Worte, die einer Erläuterung bedürfen. Zunächst einmal: Was sind Gedanken? Gedanken sind ein Produkt des Gehirns. Das Gehirn erzeugt unaufhörlich Gedanken, Tag und Nacht. Das sind viele tausend in 24 Stunden, zu viele, um sich jedes Einzelnen bewusst zu werden. Während des Wachbewusstseins filtern wir unsere Gedanken. Wir haben eine Vorliebe für bestimmte Gedanken, und auf diese konzentrieren wir uns, sie lassen wir ins Bewusstsein eindringen.

Das Gehirn kennt unsere Präferenzen, und es lernt im Laufe der Zeit die Filter kennen, die wir installiert haben. Gedanken, die anklopfen, um unsere Aufmerksamkeit zu erregen, bekommen vom Gehirn einen Schubs. Und da unser Körper sehr diensteifrig ist, erzeugt das Gehirn immer mehr Gedanken, die uns gefallen. So schleichen sich Gedankenmuster ein. Die Muster, für die wir eine Vorliebe haben, nehmen im Laufe von Jahren eine immer festere Form an, bis ein erwachsener Mensch schließlich einen großen Vorrat von Überzeugungen hat, mit denen er der Welt gegenüber tritt.

Der Vergleich mit einem Computer illustriert diesen Vorgang. Wir besitzen eine Festplatte, die bei der Geburt schon vorprogrammiert ist. Ob dies die Folge früherer Existenzen ist oder nicht, ist nicht so wichtig. Tatsache ist, dass ein Baby sich von allen anderen unterscheidet. Jede Mutter weiß, dass Neugeborene einen Charakter haben, eine Persönlichkeit, kurz gesagt Eigenarten, die bereits vom ersten Tag an vorhanden sind. Ein neuer Mensch ist kein unbeschriebenes Blatt wie ein Computer, der aus der Fabrik kommt. Die Qualität der Mikrochips und Prozessoren ist auch bei uns Menschen verschieden. Gehen wir der Einfachheit halber davon aus, dass jeder Mensch bei seiner Geburt so etwas wie ein „Programm“ und einen „Prozessor“ mitbekommt. Was geschieht dann?

Wenn wir heranwachsen, besorgen wir uns die Software, die wir brauchen. Im Laufe der Jahre installieren wir allerlei Programme, die es uns ermöglichen, immer besser zu funktionieren. Es beginnt mit Krabbeln, Gehen und Sprechen und geht ein Leben lang weiter. Wir wählen Programme, die uns helfen, körperliche, soziale, mentale und emotionale Impulse effizient zu verarbeiten. Was die installierten Programme verarbeitet haben, speichern wir auf unserer Festplatte. Alles, was wir erleben und was von einiger Bedeutung ist, fügen wir dieser Festplatte, unserem Bewusstsein, hinzu. Jede Lektion des Lebens wird bewahrt, nichts geht verloren.

Manche Programme sind effektiver als andere. Manche Filter oder Überzeugungen sind besser als andere. Aber wenn Sie beurteilen wollen, wie effektiv Ihre Überzeugungen sind, müssen Sie Ihr Lebensziel im Auge behalten. Gehen wir einmal davon aus, dass Sie erfahren, lernen, verstehen und glücklich sein wollen – besitzen Sie dafür die richtigen Programme? Oder wäre es besser, wenn Sie Ihre Festplatte defragmentieren und ein paar neue Programme installieren würden? Und wie geht das?

Eine Möglichkeit ist, alle Prozesse automatisch ablaufen zu lassen. Wenn Sie dann etwas verändern wollen, müssen Sie die Maschine zuerst auf Handbetrieb umstellen. Die fünf Sinnesorgane, die wir besitzen, liefern uns den ganzen Tag Informationen – ein unaufhörlicher Datenstrom fließt in den Computer. Stellen Sie sich vor, Sie essen mit einem guten Bekannten zu Mittag. Ihre Sinnesorgane registrieren alles: den Stuhl, auf dem Sie sitzen, die

Düfte aus der Küche, die Geräusche im Restaurant, die Farben und Formen der Gegenstände. Ihre Augen studieren die Speisekarte und gleichzeitig die Körpersprache ihres Tischgenossen. Ihre Ohren nehmen sowohl die Musik als auch die Worte auf, die andere zu Ihnen sagen. Vieles geschieht also gleichzeitig. Eine schwindelerregende Flut von Informationen bricht über Sie herein.

Dann beginnen Sie zu denken, denn alle diese Daten müssen gedeutet werden. „Aha, dieser Geruch bedeutet Beefsteak. O ja, diese Geräusche sind Worte. Nanu, was für eine seltsame Betonung – lügt er etwa? Schau, eine hochgezogene Augenbraue. Das bedeutet …“ Und so weiter.

Ihre Aufmerksamkeit ist beschränkt. Sie können ziemlich viele Daten gleichzeitig aufnehmen; aber es gibt Grenzen. Der Computer kann nur einen kleinen Teil der angebotenen Daten verarbeiten. Die meisten werden als unwichtig herausgefiltert. Die Musik, das Gespräch am Nebentisch, das Gefühl des Körpers auf dem Stuhl, die schmerzende linke kleine Zehe im neuen Schuh – das Informationsangebot ist da, aber es dringt nicht ins Bewusstsein. Wir entscheiden ständig unbewusst, welche Daten wir beachten sollen und welche nicht. Und während wir unsere Aufmerksamkeit selektiv lenken, interpretieren wir die einfließenden Informationen und entnehmen daraus, was um uns herum geschieht. Auf der Grundlage dieser Deutung reagieren wir. Die Reaktion kann aus Gedanken, Worten, Verhalten oder Körpersprache bestehen. Wir reagieren so, dass die Umwelt ihrerseits auf eine für uns (hoffentlich) vorteilhafte Weise reagiert.

Unsere Überzeugungen bestimmen, welche der für sich allein bedeutungslosen Daten wir aufnehmen und interpretieren. Dies ist die Software, die den ganzen Tag arbeitet, der Filter, durch den alle rohen Daten laufen. Überzeugungen sind nicht nur Ihre eigenen unerschütterlichen Wahrheiten (die Menschen sind schlecht, der Körper ist eine Zeitbombe, das Glück muss man zwingen – um nur einige zu nennen), es sind auch die Lebensregeln, die Sie für sich aufgestellt haben, und alle Ihre Vorstellungen über die Beschaffenheit und Funktion der Welt, über alles, was wichtig oder unwichtig, schön oder hässlich, begehrenswert oder gefährlich ist.

Überzeugungen sind Gedankenformen, mit denen Sie Ihre Wirklichkeit erschaffen und interpretieren und auf denen Ihr Verhalten basiert. Sie sind die Software, die Ihre Sinnesorgane programmieren. Wenn Sie Ihre Software neu programmieren, schaffen Sie sich eine neue Wirklichkeit. Ist es wirklich so einfach? Ja, denn wer hat die Programme installiert? Sie. Vielleicht haben Sie den einen oder anderen Download von anderen (etwa von den Eltern) übernommen; doch immer haben *Sie* entschieden, diese Software zu akzeptieren.

Die Idee, dass alles ständig gedeutet werden muss, ist eine Überzeugung. Der Gedanke, dass Sie andauernd nach Bestätigungen für die bereits vorhandenen Überzeugungen suchen müssen, ist ebenfalls eine Überzeugung. Die Meinung, dass Sie wach und aufmerksam sein müssen, weil die Welt ein gefährlicher Ort ist, stellt ebenfalls eine Überzeugung dar. Entspannen Sie sich einmal, schalten Sie ein paar Programme ab, hören Sie auf zu interpretieren. Wenden Sie Ihre Aufmerksamkeit – die, wie Sie wissen, begrenzt ist – etwas Übersichtlichem zu, zum Beispiel der Atmung. Stellen Sie die Maschine auf Handbetrieb um. Meditation ist Urlaub von der ermüdenden Interpretationsarbeit des Alltags. Nach dieser Ruhephase können Sie erfrischt nachsehen, wie Ihre Systeme arbeiten. Welche Software hilft Ihnen, welche Programme sind eher eine Belastung als eine Freude? Welche Überzeugungen bringen Sie Ihrem Lebensziel näher, welche behindern Sie? Entscheiden Sie bewusst, welche Filter Sie über Ihre Sinnesorgane legen. Werfen Sie Krempel regelmäßig weg. Jede Minute, die Sie der Selbsterforschung und bewussten Entscheidungen widmen, ist gut investierte Zeit.

Viele Menschen sind Sklaven ihrer Software, blinde Deutungsmaschinen, die keinen Einfluss mehr auf Prozesse haben und versuchen müssen, mit den Folgen ihrer unbewussten Entscheidungen fertig zu werden.

Wach werden

Die Bibel sagt: „Wie du denkst, so bist du." Eine Binsenwahrheit. Ihre Überzeugungen bestimmen Ihr Schicksal, Ihre Gedanken erschaffen die Wirklichkeit. Wenn die Wirklichkeit Ihnen nicht gefällt, lohnt es sich zu prüfen, welche falschen Überzeugungen Sie hegen. Allerdings sehen Sie Ihre Fehler oft weniger klar als die Fehler anderer. Achten Sie einmal darauf, wie andere Menschen sich selbst im Weg stehen. Tief verwurzelte Überzeugungen bringen immer wieder die gleichen Wirkungen in einem Menschenleben hervor. Sie kennen sicher Menschen, die sich immer wieder in den Falschen oder in die Falsche verlieben und die keine Beziehung länger durchhalten als ein paar Monate. Andere werden immer wieder entlassen oder sind andauernd krank oder drehen sich auf andere Weise ständig im Kreis. Hemmende Überzeugungen, die solchen Mustern zugrunde liegen, sind häufig sehr früh im Leben entstanden. „Ich tauge nichts" ist ein Beispiel für eine solche hemmende Einstellung. Wenn Sie glauben, dass Sie nichts taugen, dann suchen Sie Ihr Leben lang nach Beweisen für diese Überzeugung.

„Ich bin nicht gut genug, so wie ich bin" ist ebenfalls eine häufige Überzeugung. „Um anerkannt zu werden, muss man hart arbeiten" ist eine andere. Und was halten Sie von „Ich bin nirgends sicher"? Oft begegnet mir auch diese Einstellung: „Wer ganz unten geboren wurde, steigt nie nach oben." Ein Klassiker im religiösen Bereich ist „Ich kann nur wachsen, wenn ich leide."

Immer wenn etwas ständig schiefgeht, ist eine hemmende Überzeugung die Ursache. Menschen, die immer krank sind, glauben oft fest an die Schwäche und Verwundbarkeit ihres Körpers. Aber es gibt auch zahlreiche Beispiele für nützliche Überzeugungen. „Ich bin stark und robust" tut Wunder für Ihre Gesundheit. „Ich sehe gut aus" schadet auch nicht. „Alles Schöne und Gute fließt mir von selbst zu" kann ich Ihnen ebenfalls sehr empfehlen. Werfen Sie hemmende Einstellungen zur Tür hinaus, und wählen Sie stattdessen ein paar Asse. „Man kann alte Überzeugungen doch nicht einfach über Bord werfen" ist übrigens eine Einstellung, die hierbei nicht hilft!

Nachdem wir nun das Wesen des Menschen etwas besser verstehen, möchte ich noch kurz auf das Thema „Identifikation" eingehen. Wer sind Sie? Was ist das, was Sie „Ich" oder „Selbst" nennen? Ist es Ihre Hand? Nein, Ihre Hand *gehört* zu Ihnen, aber sie ist nicht Ihr Selbst. Also die Hand und der Rest des Körpers? Schon besser, aber nicht gut genug. Auch der Körper ist etwas, was Sie *haben,* nicht das, was Sie *sind.* Was sind Sie dann? Ihre Gedanken? Ihr Charakter? Ihre Persönlichkeit? Ihr Beruf? Das alles sind Dinge, die Sie haben. Wenn Sie das Wort „mein" davor setzen können, dann handelt es sich um etwas, was Ihnen gehört. Das *sind* Sie also nicht. Mein Charakter, mein Beruf, mein Gehirn, mein Körper.

Was bleibt übrig? Das, was Sie *sind;* das, was „mein" sagt; das, was sich des Körpers „bewusst" ist, in dem es wohnt, und ebenso der Persönlichkeit, die es angenommen hat, und der Gedanken, die es anzieht, kurz gesagt, des Wesens, das es beseelt. Das *sind* Sie. Was Sie sind, ist also individualisiertes Gewahrsein.

Der Philosoph Ouspensky beschrieb auf sehr lustige Weise, wie er versuchte, Kontakt mit seinem tieferen Wesen aufzunehmen. Er erkannte, dass er seinen Standpunkt, seine „Ichheit", von seiner Körper-Persönlichkeit (auch *body/mind* genannt) zu dem „Ding" verlagern musste, das wahrnahm. Ich weiß mit Sicherheit, dass auch Sie dieses „Ding" kennen: Es ist subtil, aber immer da. Erinnern Sie sich beispielsweise daran, dass Sie als Kind manchmal überaus wütend waren, dass Sie kreischten und hysterisch weinten? Plötzlich merkten Sie, dass ein kleiner Teil von Ihnen die ganze Szene scheinbar ungerührt beobachtete und „Aha, Zorn" sagte. Es war, als würde ein kleiner Zuschauer von Ihrer Schulter aus das Drama verfolgen, dessen Mittelpunkt Sie waren. Dieser Zuschauer ist der am weitesten vorgeschobene Außenposten dessen, was Sie wirklich sind. In der spirituellen Literatur wird er auch „Zeuge" (englisch *witness*) genannt.

Ouspensky beschloss, sich nicht länger mit seiner Persönlichkeit und seinem Körper zu identifizieren, sondern sein „Ich" an den Platz des Zeugen zu verlagern. Er dachte sich dazu die folgende Übung aus: Bei allem, was er tat oder dachte, kommentierte er laut oder im Kopf: „Aha, Ouspensky ist eben wach geworden. Aha, er überlegt, was er heute tun soll. Aha, er ist sich nicht sicher. Aha, er steigt aus dem Bett. Aha, er verlässt das Haus, um ein Päckchen Zigaretten zu kaufen. Oh, das ist ein Tabakladen." Am folgenden Tag um vier Uhr nachmittags entdeckte Ouspensky, dass er die Übung, die er sich vorgenommen hatte, glatt vergessen hatte, seitdem er das Tabakgeschäft betreten hatte. Die „normalen" Gedanken und Automatismen hatten wieder die Regie übernommen. Er war wieder sein gewohntes Selbst, nicht mehr der Zeuge. Das Experiment schien eine unlösbare Aufgabe zu sein. Versuchen Sie es einmal, dann wird Ihnen klar, wie alles beherrschend das Body/Mind-Bewusstsein ist.

Da wären wir also: gefesselt an eine Identität, die wir anscheinend nicht beeinflussen können. Wenn Sie Körper und Geist als Fahrzeug betrachten, dann ist das, was wir eigentlich sind, der Lenker. Aber das Fahrzeug ist stärker als wir, es scheint ein Eigenleben zu führen, und wir haben keine Ahnung, wo die Schalter und Hebel sich befinden. Die meisten Menschen wollen gar nicht wissen, wo das Lenkrad ist; sie wissen nicht, ob das Leben nur darin besteht, in diesem Fahrzeug zu sitzen, bis es zum Stillstand kommt und sie sterben.

Es ist, als säßen Sie auf dem Rummelplatz in einem Autoskooter ohne Steuer. Sie halten sich fest, schauen sich um und stemmen sich gegen die Wand, wenn ein anderes Auto in voller Fahrt auf Sie zukommt. Sie fangen die Stöße auf, so gut es geht, und versuchen, die Fahrt so weit wie möglich zu genießen. Ansonsten warten Sie, bis das Fahrzeug stehen bleibt.

Sich auf den spirituellen Weg zu begeben ist so ähnlich, wie plötzlich in einem Autoskooter zu erwachen. Auf einmal erkennen Sie, dass Sie sich auf einem Jahrmarkt befinden und in einem Fahrzeug sitzen, das in alle Richtungen rast. Und es geht sehr lebhaft zu auf dem Rummel. Die meisten anderen Fahrer schlafen noch oder sind halb benommen. Sie haben offensichtlich keinen Einfluss auf ihre Fahrzeuge und stoßen ohne eigenes Zutun überall an. Jetzt kommt es darauf an, nicht in Panik zu geraten.

Sie können versuchen, die anderen durch Schreie zu wecken; aber Sie werden bald feststellen, dass es aussichtslos ist, die Welt dadurch zu verbessern, dass Sie mit anderen beginnen. Es bleibt Ihnen also nichts anderes übrig, als bei sich selbst anzufangen. Deshalb untersuchen Sie das Fahrzeug, in dem Sie sich eben selbst angetroffen haben, nunmehr genauer. Aus welchen Teilen besteht das Ding, in dem Sie sitzen? Wie verhalten sie sich zueinander? Welche Vorgänge spielen sich darin ab? Wo befinden sich das Gas- und das Bremspedal? Wie beseitigen Sie die Beulen, die das Ding abbekommen hat? Und was ist das eigentlich für ein Rummelplatz?

Bald stellt sich heraus, dass die Analyse Früchte trägt. Sie merken, dass das Fahrzeug in Wahrheit aus mehreren Fahrzeugen besteht, wie die hölzernen russischen Puppen, die genau ineinander passen. So wie diese Figuren hat unser Fahrzeug verschiedene Hülsen. Der Körper ist die greifbarste Hülse, die materielle Schale. Außerdem besitzen Sie eine mentale Schale, die aus allen Überzeugungen besteht – einschließlich Ihrer Gefühle –, welche mit Ihnen selbst und mit Ihrer Umwelt zu tun haben. Das Verhalten (das man ebenfalls als Schale ansehen könnte) basiert auf diesen Überzeugungen. Beide zusammen bilden die Persönlichkeit. Und schließlich haben Sie noch das kausale Fahrzeug, das am wenigsten greifbar ist und auch „Seele" genannt wird. Kausal bedeutet ursächlich: Dieses subtilste Fahrzeug, mit dem die meisten Menschen wenig oder gar keinen Kontakt haben, ist das „Ding", das Ouspensky erforschte. Es erfüllt einen Teil des

Raumes zwischen den Materiepartikeln und macht 99,9 Prozent Ihres Wesens aus. Es ist für Körper und Geist ungreifbar, weil es einer höheren Ebene angehört. Es steuert den Körper und den Geist und löst körperliche und geistige Prozesse aus.

Spiritualität heißt meiner Meinung nach, mit all diesen Fahrzeugen umgehen lernen, und zwar mit dem Ziel, glücklich und frei zu werden. Wichtig dabei ist, dass Sie zwischen den einzelnen Fahrzeugen unterscheiden lernen. Das üben Sie, indem Sie Ihre Aufmerksamkeit vom Körper in die Persönlichkeit und ins Seelenbewusstsein verlagern. Es geht also nicht darum, aus den „niedrigen" in die „höheren" Fahrzeuge umzusteigen, denn sie sind ja miteinander verbunden. Wenn Sie den Körper verleugnen oder ihn von der Persönlichkeit trennen wollen, so ist das eine Flucht. Leugnen und Unterdrücken macht Sie nicht glücklich und bestimmt nicht frei. Der Körper ist gut, und Sie können viele nützliche Dinge mit ihm tun. Eine Persönlichkeit ist ebenfalls wundervoll, zumindest wenn Sie lernen, weniger an ihr zu haften. Denn je öfter Sie mit Ihrer Aufmerksamkeit im Kausalkörper sind, desto weniger identifizieren Sie sich mit den anderen Fahrzeugen. Das Verweilen auf dieser stillen, subtilen Ebene bewirkt, dass Sie Ihre körperlichen Aspekte, Ihre Überzeugungen und den Umgang mit anderen Menschen weniger ernst nehmen. Körper und Persönlichkeit sind auf einmal nicht mehr alles. Sie scheinen nicht mehr der Mensch zu sein, der Sie Ihrer Meinung nach immer waren. Sie können offenbar das Steuerrad ganz übernehmen und sogar einige Fahrzeuge so umformen, dass Sie viel besser hineinpassen.

Meditation ist bei diesem Prozess ein Schlüssel. Sie hilft Ihnen, das Denken zu erforschen und den Raum zu finden, um bewusst und aktiv an Ihren Überzeugungen zu arbeiten. Sich in die Position eines Zeugen zu begeben ist die alles umfassende Methode. Dann ist die Meditation nicht nur ein fester Bestandteil des Tages, sondern sie wird zu Ihrer zweiten Natur. Die Fortschritte gehen natürlich mit Rückschlägen einher. Sie bekommen kein Diplom und kein Schulterklopfen. Im Gegenteil, die Umgebung reagiert oft sehr abweisend. Halten Sie durch; denn der Lohn ist groß, und Helfer sind immer vorhanden.

Darüber wurden ganze Bibliotheken geschrieben – von Menschen, die den Weg gegangen sind und ihre Bestimmung erreicht haben. Sie sind in ihrem Skooter auf dem Rummelplatz des Denkens erwacht. Auch Marc Aurel, einer der kleineren Götter im spirituellen Pantheon, hat das Denken verstanden. Alle großen Denker haben die Lücke zwischen zwei Gedanken gesucht und gefunden. In dem Raum neben den Gedanken entdeckten sie, wonach alle Menschen hungern: Liebe, Weisheit, Gesundheit und Glück. In diesem Raum finden wir Gott.

2
Emotionen

Im vorigen Kapitel haben wir erklärt, dass wir in diesem Fahrzeug namens „Körper“ festsitzen und daher Deutungsmaschinen mit Sinnesorganen sind. Außerdem haben Sie erfahren, dass Sie nach innen gehen können, wenn Ihnen der Rummel einmal zum Hals heraushängt.

Jetzt können wir eine neue Dimension hinzufügen, welche die Welt der Sinnesorgane, das Denken und die Überzeugungen erheblich kompliziert. Wir können sie unter dem Begriff „Emotionen“ zusammenfassen.

Eine Emotion ist das, was Sie im Körper fühlen, nicht der mentale Kommentar, den das Denken dazu liefert. Das ist ein wichtiger Unterschied, der meist übersehen wird. Das körperliche und das mentale Wahrnehmen einer Emotion werden oft ganz zu Unrecht in einen Topf geworfen.

Emotionale Intelligenz

In den letzten Jahren wurde viel über emotionale Intelligenz geschrieben. Die Zeitschriften sind voll mit mehr oder weniger wissenschaftlichen Artikeln über den „EQ“. Aber wie Emotionen mit den im ersten Kapitel besprochenen Themen zusammenhängen, bleibt meist unberücksichtigt. Emotionen und die Sinnesorgane, Emotionen und das Denken, Emotionen und Überzeugungen – wie hängt das alles zusammen? In diesem Kapitel suchen wir Antworten auf diese Frage und beleuchten das Phänomen „Emotion“ aus einem nichtwestlichen, nämlich taoistischen Blickwinkel.

Emotionale Intelligenz scheint in unserer Gesellschaft eine Erfolgsgarantie zu sein. Sie ist im Leben viel wichtiger als die „normale“ Intelligenz. Menschen, die beide Arten von Intelligenz besitzen, können die ganze Welt erobern. Doch selbst mit einer etwas geringeren „normalen" und einer größeren emotionalen Intelligenz können Sie im Beruf etwas erreichen. Beispiele sind die „Selfmademen" ohne besondere Ausbildung, aber mit einer starken Ausstrahlung und sozialen Fähigkeiten. Normale Intelligenz lässt sich offenbar schwer trainieren. Selbst wenn Sie im Laufe eines Lebens noch so viel lernen, werden Sie davon kaum intelligenter.

Mit der emotionalen Intelligenz ist es anders. Die können Sie trainieren, falls die Natur Ihnen nicht allzu viel davon mitgegeben hat. Im Grunde ist es seltsam, dass Schulen und Hochschulen dieses Training nicht anbieten, denn es steht fest, dass die emotionale Intelligenz für unsere Gesellschaft wichtiger ist als die rationale. Dennoch bieten die Schulen keinen Unterricht an, der die emotionale Intelligenz behandelt und entwickelt. Dieses Wissen und diese Fähigkeiten müssen wir uns also selbst aneignen.

Emotionen haben aber nicht nur mit Erfolg zu tun, sondern auch mit seelischer und körperlicher Gesundheit. Ich arbeite jeden Tag mit den Emotionen meiner Patienten. Emotionen und Energie sind Phänomene, die eng miteinander verwandt und für meine Therapie am wichtigsten sind. Falscher Umgang mit Emotionen stört die Energie, und die Folge sind allerlei seelische und körperliche Beschwerden bis hin zu sehr ernsten Krankheiten.

Nehmen wir einen hypothetischen Patienten als Beispiel. Er ist Chemielehrer an einer Realschule und hat seit seiner Jugend chronische Magenbeschwerden. Meine Diagnose lautet: blockierte Leberenergie. In diesem Fall sind die dazugehörigen Emotionen und Frustration schuld, die beide zu der Gruppe von Emotionen gehören, die in der chinesischen Heilkunde „Wut" heißt. Dieser Patient stellt hohe Anforderungen an sich. Jeder äußere Druck ruft fast schon im Voraus Schuldgefühle hervor, weil er fürchtet zu versagen. Allerdings lässt er es nicht so weit kommen, weil er lieber Stress auf sich nimmt, als die Erwartungen anderer zu enttäuschen.

Eine derart überspannte Reaktion auf gesellschaftlichen Druck ist ein gutes Beispiel für einen Mangel an emotionaler Intelligenz. Diesen Fehler dürfen wir niemandem übel nehmen, denn wir haben es ja in der Schule nicht besser gelernt. Emotional intelligent wäre es, die Emotion, die durch gesellschaftlichen Druck entsteht, bewusst zu erkennen und zu erfahren und dann angemessen darauf zu reagieren.

Der Patient in unserem Beispiel lässt diese Einsicht vermissen. Er weiß nur, dass er ein Magengeschwür hat, nicht aber, dass dieses Symptom möglicherweise etwas mit Emotionen zu tun hat. Er bestätigt zwar, dass er unter großem Druck steht, hohe Ansprüche an sich selbst stellt, schwer nein sagen kann und sehr verantwortungsbewusst ist; aber er hat keine Ahnung, wie so ein Prozess abläuft und was Wut damit zu tun hat.

Wie kann dieser Patient emotional intelligent auf gesellschaftlichen Druck reagieren, obwohl er so perfektionistisch ist? Das fängt zum Beispiel mit einer Kollegin an, die ihn fragt: „He, Jan, ich bin schwanger und nehme Elterrnzeit. Das bedeutet, dass ich von Februar bis zu den Sommerferien ausfalle. Würdest du meinen Unterricht während dieser Zeit übernehmen?"

Dieses Gespräch, so harmlos es sich anhören mag, setzt bei diesem Chemielehrer viel in Bewegung. Die Spannung in seinem Körper nimmt zu, vor allem rund um den Nabel. Nehmen wir nun an, er ist emotional intelligent. Dann denkt er: „Nanu, das ist ja eine heftige Emotion." Er kennt das Gefühl, weil es sich immer einstellt, wenn ihm jemand etwas aufhalsen will. Also sagt er zu seiner Kollegin: „Herzlichen Glückwunsch. Schön für Sie, so lange frei zu haben. Nun ja, Ihr Unterricht sollte nicht einfach ausfallen. Lassen Sie mich ein paar Tage darüber nachdenken und mit einigen Leuten reden. Ich komme darauf zurück." Anschließend sorgt er zusammen mit anderen Lehrern dafür, dass die Schüler ihren Unterricht bekommen, ohne dass er übermäßig belastet wird.

Das ist emotional kluges Verhalten. Früher machte dieser Mann es anders. Er bemühte sich, ein freundliches Gesicht aufzusetzen, sagte sofort ja und stützte dann verzweifelt den Kopf auf die Hände – denn wie sollte er diese zusätzlichen Stunden in seinem bereits vollen Terminkalender unterbringen? Er bemitleidete sich selbst und versuchte dennoch, das Unmögliche zu tun. Und natürlich versäumte er keine Gelegenheit, andere spüren zu lassen, wie schwer er es doch hatte! Abends ging er um neun Uhr mit starken Kopfschmerzen ins Bett, und eine Woche später tobte wieder sein Magengeschwür.

Aufmerksamkeit und Emotionen

Für sich allein sind Emotionen nicht schädlich, sondern neutral. Emotionen sind Energie. Auf positive Emotionen kleben wir das Etikett „angenehm". Negative Emotionen sind nur deshalb negativ, weil die meisten Menschen sie als unangenehm erfahren. Jede Emotion, ob positiv oder negativ, ist im Grunde nur Energie, die sich im Körper bewegt. Es geschieht etwas in Ihrer Umgebung, und das beeinflusst Ihre Energie. Deshalb reagieren Sie emotional darauf. Die kleinen Energiewirbel im Körper sind Emotionen, und diese spüren Sie, bewusst oder unbewusst.

Starke Emotionen nehmen Sie auch dann wahr, wenn Sie kein Gefühlsmensch sind. Niemand übersieht eine Panikattacke oder einen Wutausbruch. Aber nicht alle Emotionen äußern sich so auffallend. Die Energiesysteme sind den ganzen Tag aktiv, und alles bewegt sich. Der kleine Ärger, den Sie spüren, weil Ihre Schlange vor der Kasse sich am langsamsten bewegt, ist eine Emotion. Ihre leichte Aufregung beim Einkaufen ist ebenfalls eine Emotion. Es hört nie auf. Gedanken und Emotionen entstehen den ganzen Tag lang.

Das neutrale Beobachten körperlicher Vorgänge (siehe Kapitel 1 über das Denken) ist eine gute Übung, die Sie mit Emotionen als körperlichen Phänomenen vertraut macht. Das Fühlen im Körper ist eine Fähigkeit, die der emotionalen Intelligenz vorausgeht. Wenn Sie Emotionen unterscheiden und bewusst im Körper erfahren können, sind Sie auch in der Lage, bewusst auf sie zu reagieren. Die meisten Menschen sind Anfänger, wenn es darum geht, im eigenen Körper zu fühlen. Sie teilen die starken Emotionen schon früh im Leben in „angenehm" und „unangenehm" ein. Die unangenehmen meiden sie, wann immer es möglich ist, indem sie „aus ihrem Körper fliehen".

Wenn Sie nicht in Ihrem Körper sein wollen, gibt es nur eine einzige andere Zuflucht: das Denken. Das hat jedoch einen großen Nachteil: Sie können denken, wenn Sie sich auf Ihren Körper konzentrieren; aber Sie können nicht fühlen, während Sie denken. Wer sich so sehr davor fürchtet, Emotionen körperlich zu erfahren, dass er in seinen Kopf flüchtet, verliert also viel. Zunächst einmal verliert er die positiven Emotionen, was traurig genug ist. Aber, und das ist noch schlimmer, er verschließt auch die Tür zu seiner Seele. Die Seele wohnt im Körper und ist nicht ohne Grund auf die Erde hinabgestiegen, um in einem Menschenleib zu wohnen. Sie will erfahren, wie es ist, inkarniert zu sein. Wenn Sie sich im Kopf verstecken, schneiden Sie sich vom Körper und somit von der Seele ab.

Meditation ist ein zweischneidiges Messer. Wenn Sie Ihre Gedanken erforschen und zulassen, ohne einzugreifen, wird es von selbst still im Kopf. Die Aufmerksamkeit, die immer zwischen den vielen Gedanken gefangen war, geht plötzlich auf die Suche nach neuen Erlebnissen und taucht in den Körper ein. Dort gibt es viel zu erleben, weil alle Emotionen, die Sie in die Flucht getrieben haben, noch da sind. Sie warten und zeigen sich, sobald Sie sich melden. Hier fängt die echte Arbeit also erst an. Zum Glück gibt Ihnen der Körper nie mehr Emotionen zum Verarbeiten, als Sie verkraften können. Bleiben Sie einfach sitzen, atmen Sie ruhig, und untersuchen Sie neugierig, was in Ihrem Körper geschehen ist. Mehr brauchen Sie nicht zu tun. Wenn Sie regelmäßig meditieren, ist Ihre emotionale Schiefertafel irgendwann sauber. Dann sucht Ihre Aufmerksamkeit nach neuen Erfahrungen. Wie wir im vorigen Kapitel gesehen haben, gibt es genug zu erforschen. Der Raum jenseits des Denkens und Fühlens ist unermesslich groß. Das Nirwana wartet auf den erfahrenden Meditierenden.

Geparkte Emotionen

Manchmal werden Sie ausgerechnet im Urlaub krank. Kaum wollen Sie sich entspannen, treten Symptome auf. Was für ein schlechtes Timing des Körpers!

Aber der Körper kann nicht anders. Wir sind selbst schuld an diesem Elend – nicht bewusst, aber das spielt für den Körper keine Rolle. Der Körper „denkt“ nicht in Kategorien wie gut oder schlecht, absichtlich oder zufällig, sondern reagiert so, wie er programmiert wurde. Er hält sich einfach an die Gesetze der Natur. Und das Gesetz, um das es uns hier geht, lautet: Der Körper vergisst nichts.

Wir alle erleben hin und wieder etwas, was schwer zu verkraften ist. Menschen fügen einander immer wieder Schmerzen zu, bewusst oder unbewusst. Sie schließen andere aus, verspotten sie, verletzen ihre Gefühle, missachten ihre Bedürfnisse, lassen sie im Stich. Kurz gesagt, sie gehen vollständig im Alltag auf. Manchmal ist das Leben hart.

Schmerzliche Emotionen entstehen wie alle anderen im Körper und müssen auch im Körper erfahren werden. Es geht schief, wenn Sie einer schmerzlichen Emotion ausweichen. Aber einige fundamentale Überzeugungen hindern Menschen daran, sich bestimmten Emotionen zu stellen. Die wichtigste ist: Es gibt angenehme und unangenehme Energien. Wenn wir diese Annahmen aufgeben, ist jede Energie, die wir spüren, einfach nur Energie; dann sind alle Emotionen nur das, was sie sind. Dann gibt es keinen Grund mehr, vor Gefühlen wegzulaufen. Emotionale Intelligenz erwerben Sie sofort, indem Sie Emotionen nicht mehr etikettieren. Um das zu erreichen, brauchen Sie nur auf eine kleine Überzeugung zu verzichten.

Die Überzeugung, die bewirkt, dass wir Emotionen abwägen und beurteilen, führt zu einer ganzen Reihe weiterer Überzeugungen, zum Beispiel zu der Idee, dass wir angenehme Emotionen zulassen können und unangenehmen aus dem Weg gehen müssen. Die daraus folgende Überzeugung ist, dass wir gute Emotionen auskosten und schlechte ignorieren können. Eine andere Überzeugung lautet: Es schadet nicht, vor unangenehmen Emotionen wegzulaufen.

Die beiden letzten Überzeugungen beruhen auf einem Irrtum. Sie sind einfach falsch. Sie widersprechen den Gesetzen des Universums und sind die tiefste Ursache vieler Leiden. Da Sie den ganzen Tag lang Emotionen haben, gute und schlechte, können Sie den schlechten nur ausweichen, wenn Sie ständig aus dem Körper in den Kopf fliehen. Es klappt nicht, wenn Sie versuchen, den ganzen Tag die angenehmen Emotionen zu genießen und kurz abzuschalten, sobald eine unangenehme Emotion vorbeikommt. Emotionen kommen und gehen den ganzen Tag rasend schnell. Sie müssen also wählen: Entweder Sie sind mit Ihrer Aufmerksamkeit ständig im Körper, oder Sie verlassen ihn resolut. Wer unangenehme Emotionen vermeiden will, bleibt demnach dauerhaft in seinem Kopf und ist dort sicher.

Aber ist es dort wirklich so sicher? Die Energien im Körper, die Sie im Kopf nicht wahrnehmen, werden nicht mehr verarbeitet und richten mit der Zeit großen Schaden an. Sie stapeln sich auf und warten auf den „Verarbeiter“. Wenn dieser abwesend ist, wird der Stapel immer größer, bis kein Platz mehr vorhanden ist. Energie muss fließen, und das geschieht, indem Sie Emotionen zulassen, nicht, indem Sie abwehren, erstarren, verkrampfen oder weglaufen. Wenn Energie schlecht fließt, werden Sie krank. Wenn sie nicht mehr fließt, sind Sie tot.

Ein bewusster Mensch lebt in seinem Körper. Er kann sehr gut denken, aber er ist kein Sklave des Denkens. Das Gehirn ist ein vorzügliches Instrument, an dem Sie viel Freude haben können. Doch wenn Sie die Herrschaft darüber aufgeben und im Instrument wohnen, zahlen Sie einen hohen Preis dafür. Sie leben nur noch halb, denn Sie verpassen alle Gefühle. Zudem machen Sie den Körper krank, weil er ohne bewusste Zuwendung im Chaos versinkt und abstirbt. Und Sie haben keinen Augenblick Ruhe mehr. Die Gedankenproduktion muss auf vollen Touren laufen – wenn nicht, wendet sich Ihre Aufmerksamkeit wieder dem Körper zu, und das wollen Sie ja nicht. Jetzt sind Sie der Sklave einer Körperfunktion geworden, anstatt eine bewusste, freie Seele in einem Menschenleib zu sein.

Einerlei, ob Sie an Wiedergeburt glauben oder nicht, Tatsache ist, dass Sie in diesem Moment inkarniert sind. Sie wohnen in einem Körper, der in der chinesischen Heilkunde kein „Ding" ist, sondern ein Prozess. Alles am und im Körper verändert sich ständig. Die physischen Veränderungen sind die sichtbaren, tastbaren Wirkungen energetischer Aktivität. Energie ist immer in Bewegung; sie kennt keinen Stillstand.

Energie bewegt sich nach Gesetzen, die chinesische Philosophen genau erforscht und beschrieben haben. Falscher Umgang mit Emotionen ist in der chinesischen Heilkunde die tiefste Ursache von Krankheiten. Emotionen, die nicht im Körper erfahren werden, blockieren die Energie, so dass sie nicht mehr frei fließen kann. Wenn Sie Emotionen zu oft und zu lange parken und Ihren Körper als Parkhaus missbrauchen, stockt die Energie früher oder später. Das ist immer gefährlich. Eine kleine Blockade lässt sich manchmal umgehen, weil der Organismus flexibel auf Störungen reagiert. Es gibt überall Energiepuffer, die im Notfall genutzt werden. Aber wenn ein Subsystem zu lange belastet wird, können die anderen den Energiemangel nicht länger kompensieren, und Sie werden krank. Der Körper gibt immer Signale, wenn die Energie irgendwo blockiert ist. Doch wer vor seinen Emotionen geflohen ist, hört und sieht diese Signale nicht.

Der Körper ist dienstbereit, bescheiden und geduldig. Wenn Sie keine Zeit oder keine Lust haben, Emotionen zu erfahren, dann läuten nicht sofort die Alarmglocken. Der Körper wartet, bis Sie mehr Zeit haben – zum Beispiel im Urlaub.

Wenn Sie im Urlaub einen Hexenschuss bekommen, erleben Sie wieder allerlei Emotionen. Es besteht die Gefahr, dass Sie erneut die Chance verpassen, die der Körper Ihnen bietet, indem er Sie an ältere, unverarbeitete Emotionen erinnert. Wenn Sie diese Chance nicht wahrnehmen, stapeln Sie weitere geparkte Emotionen auf und bekommen bald den nächsten Hexenschuss. Ich spreche aus Erfahrung!

Wehren Sie sich nicht, sondern erfahren Sie die Schmerzen in Ihrem Körper, ohne allerlei mentale, verbale und „emotionale" Zustände damit zu verbinden. Versuchen Sie dann, jede schmerzliche Emotion in dem Augenblick zu erfahren, in dem sie entsteht, und an dem Ort, an dem sie entsteht: im Körper. So wird es in Ihrem Parkhaus etwas ruhiger.

Ein überfülltes Parkhaus kann aber viel Schlimmeres bewirken als Rückenschmerzen im Urlaub. Wenn zu viele Emotionen aufgestapelt sind, ist der Körper überfordert und kann nicht mehr warten, bis Sie Zeit für die unverarbeiteten Schmerzen haben. Er verlangt sofortige Aufmerksamkeit.

Bevor Sie nun in Ihrer Vergangenheit nach schmerzhaften Erfahrungen graben, die Sie möglicherweise verdrängt haben, weise ich darauf hin, dass es nicht darum geht, Ihre derzeitigen Probleme aus früheren abzuleiten. Sie brauchen nichts aufzuschüren. Das ist nicht notwendig, um heil zu werden.

Das beste Rezept lautet: Gehen Sie emotionalen Schmerzen nicht aus dem Weg, sondern erfahren Sie sie im Körper. Atmen Sie ruhig auf das unangenehme Gefühl zu; dann verschwindet es von selbst und muss nicht mehr geparkt werden. Sie brauchen vor Emotionen keine Angst zu haben – sie sind nur Energie. Sie können mit jeder Emotion fertig werden. Wahrscheinlich fürchten wir uns vor Emotionen, weil wir Angst haben, dass die Situation uns entgleitet. Das wirkt lähmend. Denken Sie daran, dass jeder Mensch jede Emotion im Körper verarbeiten kann. Sie brauchen nichts in den Griff zu bekommen. Vertrauen Sie auf die Intelligenz Ihres Körpers.

3
Widerstand

Der Wandel ist die einzige Konstante im Universum der Sinne, der Emotionen und des Denkens. Wir können uns noch so sehr mit der Einheit, dem Unveränderlichen, dem Feld aus reiner Potenzialität identifizieren, letztlich bedeutet inkarniert sein, im Wandel und mit dem Wandel zu leben. Besser werden, bewusster werden, sich öffnen, wachsen: das alles sind Prozesse, die von Veränderung abhängen. Auch Heilen bedeutet verändern, denn der Patient muss einen Wandel durchmachen, um vom Zustand der Krankheit zum Zustand der Gesundheit überzugehen. Das hört sich einfach an; aber die Sache hat einen Haken: Menschen halten nicht viel von Veränderungen, selbst dann nicht, wenn es sich um eine Genesung handelt.

Warum haben wir solche Probleme mit Veränderungen? Weil wir wissen, was wir haben, aber nicht wissen, was wir bekommen. Selbst wenn das, was wir haben, kümmerlich ist, klammern wir uns daran, weil wir Angst vor dem Unbekannten haben. Wir haben gelernt, mit unseren Krankheiten, Beschwerden und Dramen umzugehen. Das sind gute, alte Bekannte. Wir können uns an ihnen festhalten. Vielleicht ist unser Leben dann nicht optimal, aber wir halten wenigstens den Kopf über Wasser, und das löst das angenehme Gefühl aus, erfolgreich zu sein. Bis zum Beweis des Gegenteils zeigen wir damit uns und unserer Umwelt, dass wir genügend innere Kraft besitzen, um die Probleme des Lebens anzupacken. Menschen, die „anmutig leiden", werden bewundert. Das Gefühl, alles im Griff zu haben, löst sich auf, wenn wir besser werden wollen. Und das kann hart sein.

Oft vergessen wir die positiven Folgen einer Krankheit. Neben dem bereits erwähnten Gefühl, festen Halt zu haben, kann eine

Krankheit eine sehr gute – weil allgemein anerkannte – Ausrede sein, um dieses und jenes nicht tun zu müssen. Was Sie nicht können, wird auch nicht verlangt. Dahinter können Sie sich verstecken. Krankheiten und Dramen eignen sich auch vorzüglich dafür, Macht über andere auszuüben. Auch hier hilft die allgemeine Akzeptanz der moralischen Regel, dass wir Schwächeren helfen müssen. Wenn Sie krank sind oder „Zustände haben", sind andere verpflichtet, Ihnen beizustehen. Es kann sehr angenehm sein, andere nach Ihrer Pfeife tanzen zu lassen. Besserung zu erfahren bedeutet, die Sicherheit und alle Vorteile des Krankseins aufgeben. Obwohl wir alle behaupten, besser werden zu wollen, wehrt sich fast jeder mehr oder weniger bewusst gegen diese Veränderung.

Alles ändert sich ständig. Man könnte also erwarten, dass die Menschen im Laufe der Evolution gelernt haben, mit dem Wandel umzugehen. Seltsamerweise ist das nicht der Fall. Die Menschen wehren sich mehr oder weniger heftig gegen Veränderungen fast aller Art, selbst wenn sie Verbesserungen mit sich bringen. Wir meiden das Unbekannte, das Neue, das Andere. Es lohnt sich, darüber nachzudenken, warum Ihr Körper sich langsam oder gar nicht von einer Krankheit erholen will. Gibt es dafür vielleicht einen (unbewussten) Grund? Was müssen Sie aufgeben, wenn es Ihnen besser geht? An welchen Dramen hängen Sie? Vor welchen Aspekten der „neuen" Situation haben Sie Angst? Hat Ihre jetzige Lage Ihnen Halt, Sicherheit, Macht oder Genuss zu bieten? Es erfordert eine gehörige Portion Mut und Ehrlichkeit, um diese Fragen zu beantworten; aber es kann helfen, den Widerstand gegen den Genesungsprozess zu überwinden.

Die fünf Ebenen des Widerstandes

Einerseits sagt ein Naturgesetz, dass alles sich ständig verändert; andererseits wehren wir uns dagegen. Dieses Verhaltensmuster erkenne ich jeden Tag in meiner Praxis, wo ich immer wieder mit Akupunktur Blockaden auflöse, die der Heilung im Weg stehen.

Jede bevorstehende Veränderung muss mit Widerstand in fünf Etappen rechnen. Dieses Modell von den fünf Ebenen des Widerstandes hat der Managementphilosoph Eli Goldratt entwickelt. Der Widerstand gegen Veränderungen ist allgegenwärtig, einerlei, ob wir Unternehmen oder Patienten betrachten. Er gleicht einer Zwiebel, die man schälen muss, bevor sich endlich etwas bewegt.

1. „Es gibt kein Problem. Ich habe kein Problem." Wer so denkt, setzt sich natürlich nicht in Bewegung, um ein Problem zu lösen. Er stemmt sich sogar dagegen.
2. „Ich habe zwar ein Problem, aber es gibt keine Lösung dafür." Wenn Patienten nicht glauben, dass angebotene Veränderungen das Problem lösen werden, arbeiten sie nicht aktiv mit oder leisten sogar Widerstand.
3. „Es gibt ein Problem und eine Lösung; aber bei mir wirkt sie nicht." Ich glaube durchaus, dass die Lösung bei anderen funktioniert – aber ich bin anders.
4. „Es gibt ein Problem und eine Lösung, die normalerweise auch gelingt; aber in diesem Fall gibt es zu viele Hindernisse, und deshalb klappt es nicht." Diagnose und Therapie sind ausgezeichnet; aber das Problem ist zu komplex, oder es gibt allerlei praktische Einwände, oder man versteht mich ja doch nicht, oder die krankmachenden Umstände verändern sich nicht mit, oder ... Es gibt so viele Bedenken. Solange Sie diese Überzeugung hegen, geschieht nichts. Diese Ebene des Widerstandes nenne ich die „Ja, aber"-Phase.
5. Wenn das Problem erkannt ist und es eine Lösung dafür gibt und Sie davon überzeugt sind, dass die Lösung auch Ihnen zur Verfügung steht, scheint alles in Ordnung zu sein. Aber jetzt, wo Sie aktiv werden sollen, kommen Ihnen irrationale Bedenken. Die Ausreden lauten nun oft: „Der Zeitpunkt ist ungünstig" oder „Es passt mir gerade nicht" oder „Vielleicht warten wir lieber ab".

Ein Alkoholiker ist ein typischer Widerständler der ersten Ebene. Viele Betroffene erkennen das Problem nicht. „Natürlich trinke ich ziemlich viel, aber deshalb bin ich doch kein Alkoholiker! Ich habe kein Problem mit dem Alkohol, sondern andere Leute haben ein Problem mit mir."

Beispiele für die zweite Ebene sind meist Menschen mit psychischen Problemen. Sie wissen, dass sie ein Problem haben, gehen aber nicht zum Arzt, weil dieser doch nichts dagegen tun kann. Oder sie gehen nicht zum Akupunkteur, weil sie nicht an diesen Unsinn glauben. Mit anderen Worten: Sie sind mit sich selbst uneins, was die Lösung anbelangt, oder sie bezweifeln, dass es überhaupt eine gibt.

Natürlich kommen auch viele Patienten in der dritten Widerstandsphase zu mir. Sie erkennen ihr Problem, glauben an die Akupunktur als Lösung, sind aber der Meinung, dass sie bei ihnen aus dem einen oder anderen Grund nicht wirkt. Bekannte Beispiele sind Menschen, die nach Tabak oder Schlafmitteln süchtig sind.

In der vierten Phase befinden sich Menschen, die alle diese Widerstände bereits überwunden haben, aber praktische Hindernisse sehen und sich von ihnen abschrecken lassen. Diese Art Widerstand finden wir etwa bei Menschen, denen Beruf, Haushalt und Familie wichtiger sind als ihre körperliche und seelische Gesundheit.

Menschen in der fünften Phase wissen genau, was ihnen fehlt und was sie dagegen tun müssen; aber sie können sich einfach nicht dazu aufraffen.

Das alles sind interessante Beobachtungen. Aber was fangen wir mit ihnen an? Nun, es ist wichtig, die eigene Einstellung zu untersuchen. Wenn Sie Veränderungen ablehnen, schaden Sie sich selbst. Ein gesunder Mensch freut sich über den Wandel und ist offen für das Neue, Unerwartete, noch nicht Offenbarte.

Leisten Sie Widerstand? Wie? In welcher Phase befinden Sie sich meist, was Gesundheit, Familie oder Beruf anbelangt? Wenn Sie wissen, wie Sie mit Veränderungen umgehen, können Sie bewusst an Ihrer Einstellung arbeiten, bis Sie imstande sind, sich vom ständigen Strom des Wandels mittragen zu lassen. Die Moral lautet: Sich wehren heißt, Energie vergeuden; sich bessern bedeutet, sich ändern. Wehren Sie sich nicht gegen die Veränderungen, die sich spontan einstellen, und auch nicht gegen jene, die notwendig sind, um ein lachender Buddha zu werden.

Denken kontra Fühlen

Sie wissen nun, wie tief verwurzelt und universell das Phänomen „Widerstand" ist, und sind hoffentlich bereit, Ihren Widerstand zu untersuchen und aufzugeben. Wir nähern uns jetzt dem Kern dieses Buches, der den größten Krankmacher aller Zeiten entlarven wird: den Widerstand gegen das Erfahren von Emotionen in dem Augenblick, in dem sie entstehen. Emotionen sind Veränderungen, sogar sehr intensive Veränderungen. Sie stören das bisschen „Ruhe" und „Raum", das wir haben. Sie melden sich den ganzen Tag und überfallen uns gerne. Es gibt nichts, was wir weniger im Griff haben als unsere Emotionen. Deshalb reagieren wir auf sie fast automatisch mit Widerstand. Emotionen, die wir für besonders unangenehm halten, lösen eine noch stärkere Abwehr aus.

Unsere Sinnesorgane registrieren die Veränderung, die körperliche Auswirkung der Emotion, aber das Denken klebt ihnen sofort das Etikett „widerwärtig" auf und lenkt die mit der Emotion verbundene Energie in den Kopf, um dort weiter auf ihr herumzukauen. Dieser Prozess läuft so schnell ab, dass wir oft nicht merken, dass die Veränderung (die Emotion) zuerst im Körper auftritt. Wir leisten bereits Widerstand, ehe wir die Emotion richtig wahrgenommen haben!

Unsere Auffassung davon, was gut oder schlecht, angenehm oder unangenehm, erträglich oder unerträglich ist, bildet den Ausgangspunkt fixer Widerstandsmuster oder verstärkt sie, sobald sie entstanden sind. Widerstand gegen Emotionen macht uns buchstäblich und im übertragenen Sinne krank, wenn wir nicht aufpassen.

Auch Gedanken sind Veränderungen, und wir haben den ganzen Tag lang unzählige Gedanken. Eigenartig ist nur, dass wir uns gegen die wandelbaren Gedanken weniger heftig wehren als gegen die wandelbaren Emotionen. In beiden Fällen geht es um ständigen Wandel; daher sollte man erwarten, dass der Widerstand gegen beide gleich stark ist. Aber dem ist nicht so. Der Buddhismus erklärt, warum: Denken macht süchtig.

Wir können Emotionen und den Gedankenstrom im Kopf mit Fernsehen und Bodengymnastik vergleichen: Das eine ist unterhaltsam und tröstlich, das andere ist anstrengend und schmerzhaft und vermittelt erst hinterher ein Gefühl der Befriedigung. Sie können im Kopf oder im Körper leben, je nachdem, ob Sie sofortige oder aufgeschobene Befriedigung vorziehen. Einen guten Eindruck von diesem Dilemma verschafft uns der Marshmallow-Test. In der Psychologie ist das eine bekannte Methode, um herauszufinden, wie selbständig, vernünftig und reif ein Kind für sein Alter ist. Der Psychologe legt einen leckeren Marshmallow auf die Ecke des Tisches und sagt, er müsse kurz weggehen, sei aber bald zurück. Was den Marshmallow anbelangt, lässt er dem Kind die Wahl: Es darf ihn essen, solange er weg ist, oder warten, bis er zurückkommt. Im letzteren Fall bekommt es einen zweiten Marshmallow.

Der Zwiespalt ist klar: Soll ich mich für die kleine, aber sofortige Befriedigung entscheiden oder auf den doppelten Genuss warten?

So ungefähr werden wir während unserer irdischen Existenz alle geprüft. Finden wir uns mit unserer Denksucht ab (und akzeptieren wir deren schädliche Folgen), oder schieben wir den großen Genuss auf und lernen, im emotionalen Körper zu fühlen (um dann ein Leben lang süße Früchte zu pflücken)?

Die meisten Menschen entscheiden sich unbewusst für einen Kompromiss. Um die schönen Dinge nicht zu verpassen, fühlen sie gelegentlich im Körper; aber wegen des ständigen sofortigen Lustgewinns halten sie sich ansonsten im Kopf auf. Wir können die große Mehrzahl der Menschen daher als „fühlende Denker" bezeichnen, im Gegensatz zu „denkenden Fühlern". Fühlende Denker haben zwar ein kleines bisschen Kontakt mit ihrem Körper, aber meist viel zu wenig. Denkende Fühler genießen das Beste beider Welten.

Superman braucht nur die Faust nach vorne zu strecken und hochzuspringen, und schon fliegt er. Mühelos geht er durch Betonwände, und kein Feind ist ihm gewachsen – außer wenn Kryptonit in der Nähe ist, das kristalline grüne Mineral aus dem Weltall. Das verträgt er nicht. Kryptonit raubt ihm alle seine Superkräfte, und es bleibt nicht viel mehr von ihm übrig als ein hoffnungsloses, verwundbares Häufchen Elend. Das Kryptonit, das uns die Kraft raubt, ist kein Mineral aus dem Universum. Wir tragen unser Kryptonit immer bei uns. Das hat Vorteile und Nachteile. Der Nachteil ist natürlich, dass wir unser Kryptonit nicht sicher in der Scheune eines verlassenen Bauernhofes aufbewahren können. Der große Vorteil ist jedoch, dass niemand es wegnehmen und gegen uns verwenden kann. Unser Kryptonit ist der Widerstand.

Angenehmen Empfindungen jagen wir nach, gegen unangenehme wehren wir uns. Das ganze Spiel des Anziehens und Abstoßens kostet uns etwa 95 Prozent unserer Energie.

Noch einmal: Emotionen sind viel mehr als „große Gefühle" wie Angst, Wut oder Kummer. Eine Emotion ist auch das Verlangen nach der ersten Tasse Kaffee an einem Tag, an dem Sie auf Ihr gewohntes Koffein warten müssen. Oder das Unlustgefühl während einer langweiligen Arbeit. Oder Scham, Unsicherheit, Ungeduld und Abgespanntheit, die den ganzen Tag durch den Körper geistern.

Eine Emotion kann noch so klein sein, wir wehren uns dennoch gegen sie. Wie? Indem wir die körperliche Empfindung im Kopf in eine Geschichte umwandeln und darüber nachdenken. Das ist eine unbewusste Entscheidung, die Sie nicht treffen müssen. Wenn Sie in einer langen Schlange vor der Kasse stehen und in Eile sind, können Sie die Emotion, die das Warten im Körper hervorruft, einfach zur Kenntnis nehmen und sonst nichts damit tun. Die meisten Menschen übersetzen körperliche Empfindungen automatisch in eine Geschichte, die sich im Kopf abspielt, und darum merken sie gar nicht, dass ihr Ärger an der Kasse eine körperliche Ursache hat. Sie befassen sich sofort mit der Geschichte in ihrem Kopf.

Überraschend ist, dass Menschen sich auch gegen positive Emotionen wehren. Nur wenige können wirklich genießen oder Liebe empfangen oder froh sein. Auch dies ist eine Folge unserer Überzeugungen. Wenn Sie der Meinung sind, dass Sie nichts taugen, dann wollen Sie natürlich nicht wissen, wie es sich anfühlt, wenn andere Sie lieben. Nelson Mandela sagte: „Ein Mensch hat keine Angst vor seiner Schattenseite, denn er hat sein Leben lang gelernt, mit ihr umzugehen. Die tiefsten Ängste der Menschen gelten ihrer Sonnenseite, ihrer Göttlichkeit." Selbst unseren Träumen, den positiven Emotionen, denen wir nachzujagen glauben, geben wir keine Chance, weil wir, wenn es darauf ankommt, sogar vor „angenehmen" Gefühlen weglaufen. Bei den meisten Menschen sind Wünsche mentale Konzepte, die sie nicht wirklich erleben wollen. Widerstand ist immer und überall.

Wenn wir wüssten, welche Folgen es hat, dass wir uns den ganzen Tag gegen Emotionen wehren, würden wir sofort damit aufhören; denn es macht uns unbeweglich, verkrampft uns, kostet uns Energie. Und als ob das noch nicht genug wäre, macht Widerstand das, wogegen wir uns wehren, größer und stärker. So geraten wir in einen heimtückischen Kreislauf, der letztlich dazu führt, dass wir verkrampft, unglücklich oder gar krank durchs Leben gehen.

Fixierungen und Hyperfixierungen

Wir alle entwickeln als Kinder Widerstandsmuster gegen Emotionen, die uns am wenigsten behagen. Manche Emotionen finden wir unangenehmer als andere. Viele Menschen erfahren Wut (ein Sammelbegriff für verschiedene Emotionen wie Ungeduld, Reizbarkeit, Ärger usw.) als besonders abstoßend. Deshalb wehren sie sich heftiger dagegen als gegen andere Emotionen wie zum Beispiel Angst oder Kummer.

Normalerweise leben diese Menschen im Kopf, aber hin und wieder empfinden sie auch etwas im Körper, außer wenn die Emotion besonders intensiv ist – dann fühlen sie sich bedroht, fliehen schnell in den Kopf und schließen die Tür, bis die Gefahr vorbei ist. Menschen, die bestimmte Emotionen faszinierend finden, sind ständig auf der Hut. Sie suchen mit allen Antennen und Fühlern unablässig nach dem drohenden emotionalen Chaos. Das kostet sie enorm viel wertvolle Energie!

Die Widerstandsmuster, die Sie entwickeln, während Sie heranwachsen, bestimmen zu einem großen Teil Ihre Persönlichkeit. Wenn sie längere Zeit bestehen, sprechen wir von einer Fixierung. Widerstandsmuster, die jahrelang aktiv sind und deutliche Auswirkungen auf den Gemütszustand, die Lebenseinstellung und die Gesundheit haben, bezeichnen wir als Hyperfixierung. Fixierungen und Hyperfixierungen bilden sich rund um bestimmte Gruppen von Emotionen. Eine Fixierung ist mehr als ein Widerstandsmuster; sie übt auch eine magnetische Kraft aus. Eine Fixierung ist eine Art Besessenheit: Sie sind von bestimmten Emotionen in positiver und in negativer Hinsicht fasziniert. Anziehung und Abstoßung gehen immer Hand in Hand.

Nehmen wir einmal die Wut als Beispiel. Wut als Hyperfixierung entsteht, wenn wir uns gegen Gefühle wehren, die mit Macht und Ohnmacht zu tun haben. Wenn Sie als Kind streng erzogen wurden und die damit verbundenen körperlichen Empfindungen sehr unangenehm fanden, wehren Sie sich wahrscheinlich ein Leben lang gegen alle Emotionen, die mit Frustration, Aggression, Macht und Ohnmacht zusammenhängen. Aber Ihr Widerstand gilt nicht nur der Ohnmacht, sondern auch ihrem Gegenteil. Kurz gesagt, Sie sind fasziniert von Macht und Ohnmacht.

Widerstand in diesem emotionalen Bereich stört dessen Energiehaushalt und somit auch die Lebensenergie. Die indische Heilkunde spricht hier von einer Blockade des dritten Chakras, des Sonnengeflechts. Die Folge sind funktionelle und somatische Störungen.

Eine Hyperfixierung auf Macht und Ohnmacht, deren Ursache Widerstand gegen die Emotion Wut ist, führt zu einer bestimmten Persönlichkeitsstruktur. Menschen mit einem negativen Selbstbild, die schnell frustriert, jähzornig oder aggressiv werden, gehören zu dieser Gruppe. Es sind vor allem Menschen, die intolerant sind, sich benachteiligt fühlen und sich oft schämen. Der typische Nörgler à la Archie Bunker ist vielleicht das beste Beispiel dafür. Widerstand gegen Wut löst physische und funktionelle Störungen aus, zum Beispiel das Reizdarmsyndrom, Magen- und Darmbeschwerden, juckende Ekzeme, Gallenblasen- und Leberprobleme, Koliken, Hitzewallungen, nervöse Beschwerden, Migräne, Bluthochdruck und Hirnblutungen.

Es gibt vier Hauptgruppen von Emotionen, die – wenn wir uns gegen sie wehren – bestimmte Charaktermerkmale, Energiestörungen und schließlich funktionelle und körperliche Beschwerden hervorrufen. Eine vorzügliche Methode, um ein angenehmer, glücklicher und gesunder Mensch zu werden, ist demnach: keinen Widerstand mehr leisten. Das klingt einfach, und es ist auch einfach. Einerlei, von welcher Emotionsgruppe (Angst, Wut, Kummer, Grübelei, Unruhe, Ordnungsdrang oder Identitätsprobleme) Sie sich angezogen oder abgestoßen fühlen, es gibt eine Grundübung, die das Problem an der Wurzel packt.

Fixierungen und Hyperfixierungen folgen das ganze Leben lang einem festen Muster. Bei unserer Geburt sind wir kein unbeschriebenes Blatt. Ich glaube nicht an die Theorie der „Tabula rasa". Aber trotz des Gepäcks, das wir mitbringen, gelingt uns ein Neustart. Ein Baby hat in gewissem Sinne eine neutrale Einstellung zur Existenz: „Mal sehen, was passiert!" Das hat verschiedene Folgen. Das Kind erlebt manche Dinge als „angenehm", andere als „unangenehm", und auf der Grundlage vieler Erfahrungen und Deutungen entsteht langsam, aber sicher ein Bild der Umwelt, das immer größer wird. Was sich oft wiederholt, erzeugt feste Denkmuster und feste Verhaltensmuster, die sich in der Vergangenheit als nützlich erwiesen haben. So entstehen Überzeugungen.

Abhängig von seinen Erfahrungen entwickelt jeder Mensch eine Reihe von Grundüberzeugungen, die sich im Laufe des Lebens selten drastisch ändern. Ein Baby, das eine ängstliche Mutter hatte und daher vieles „unheimlich" findet, ist bald davon überzeugt, dass die Welt ein unsicherer Ort ist. Und wenn ein Mensch diese Grundüberzeugung später im Leben nie in Frage stellt, prägt sie seine Persönlichkeit.

Die Emotion Angst ist in diesem Fall ein geeigneter Kandidat für eine Hyperfixierung. Zuerst kommen die Erfahrungen, dann die Überzeugungen; dann fühlen wir uns von der Emotion Angst angezogen und abgestoßen. Wenn wir uns längere Zeit regelmäßig gegen eine Emotion wehren, ist eine energetische Störung die Folge. Diese kompensieren wir in der Yang-Phase mit Kraft. Das löst Erschöpfung aus, und mit der Zeit rutschen wir in die Yin-Phase, in der Krankheiten freies Spiel haben.

Das muss nicht das Muster Ihres Lebens sein. Einerlei, an welcher Stelle des Prozesses Sie sich befinden, Sie können eingreifen und den Kurs ändern. In den folgenden Kapiteln spielen wir den gesamten Prozess durch, orientiert am Energietyp, an der Emotion und an den Überzeugungen. Im *Arbeitsbuch* (siehe Seite 113 ff.) finden Sie Übungen und Tipps, die Sie nutzen können, um die Entwicklung umzukehren. Oft können Sie auch anderen helfen, ihre destruktiven Muster zu überwinden, vielleicht sogar, wenn sie selbst dazu keinen bewussten Beitrag leisten und dieses Buch nicht gelesen haben.

Obwohl Überzeugungen dem Widerstand gegen eine Emotion vorausgehen, beginnt jedes Kapitel mit der blockierenden Emotion. Danach untersuchen wir, welche hemmenden Überzeugungen diese Emotion verstärken. Dann wird die Yang-Phase beschrieben, in der wir regelmäßig Widerstand leisten. In dieser Phase entstehen die typischen Charakterzüge, die mit jeder Emotion verbunden sind. Zum Schluss besprechen wir, wie das Abgleiten in die Yin-Phase aussieht. Eine Zusammenfassung der Beschwerden und Krankheiten – die Endstation des Widerstandes gegen Emotionen – beschließt das Kapitel.

4
Angst und die Nierenenergie
Ich und meine Fahrzeuge

Die Nierenenergie ist das grundlegendste Regelungssystem des Menschen, weil sie mit dem Selbsterhaltungstrieb zusammenhängt. Der Organismus strebt nach Sicherheit und Geborgenheit. Dank dieses sehr starken Urtriebes suchen wir etwas zu essen, ein Dach über dem Kopf und einen Partner oder eine Partnerin, um uns fortzupflanzen. Das Ich-Bewusstsein, das zur Nierenenergie gehört, ist mit den elementaren Fahrzeugen verbunden: mit dem Körper und mit der Persönlichkeit. Auf dieser Ebene verlangt unser „Ich" nach körperlicher und seelischer Integrität.

Der Körper und die Persönlichkeit sind Hüllen, Fahrzeuge des Ichs. Weil das Ich sich mit seinen Fahrzeugen identifiziert, löst jede Bedrohung eines Fahrzeugs Angst aus. Angst ist die Energie, die freigesetzt wird, wenn Sie in Ihrer Existenz bedroht sind. Bei einer akuten Bedrohung werden Sie von Angst überschwemmt. Die biochemische Folge ist eine erhöhte Adrenalinproduktion. Sie verpassen sich einen kräftigen Stromstoß, damit Sie durch Kampf oder Flucht Ihr Leben retten können. Selbstverständlich ist das eine äußerst nützliche Reaktion.

Auch in nicht lebensgefährlichen Situationen kann die Nierenenergie erwachen und die Emotion Angst ihr Haupt erheben. In all diesen Fällen ist die Angst von der existenziellen Urangst abgeleitet. Im Grunde können wir sämtliche sekundären Reaktionen als „Angst vor der Angst" erklären. Ihr „Ich" könnte in Gefahr sein, und schon meldet sich vorbeugend die Emotion Angst. Denken Sie an ein Kind mit einem aggressiven Bruder. Selbst wenn dieser böse Bruder nur schlecht gelaunt ist, fürchtet sich das Kind. Eigentlich ist existenzielle Angst erst dann sinnvoll, wenn Sie tatsächlich bedroht sind; aber der Selbsterhaltungstrieb ist so stark, dass es ein Vorstadium gibt. Darum ertönt ein lautes Signal: „Pass auf, der Bruder ist wütend. Wenn du nicht acht gibst, bekommst du Prügel.“

Wir alle geraten im täglichen Leben in Situationen, die Angst vor der Angst auslösen: ein Gespräch mit dem Chef, das Klingeln des Telefons um drei Uhr morgens, eine Flugreise, ein Kind, das zur vereinbarten Zeit nicht nach Hause kommt, ein seltsamer Fleck auf der Haut, Gewitter, Stürme und Blitze – kurz gesagt: alles, was Ihre Geborgenheit stören könnte, wenn etwas schief geht.

Angst ist vielleicht die unangenehmste negative Emotion. Das liegt daran, dass es sich um eine elementare Emotion handelt, die einen wichtigen Zweck erfüllt. Menschen ohne Angst sind eine Gefahr für sich selbst und für andere. Angst ist also sehr nützlich. Allerdings ruft sie körperliche Empfindungen hervor, die Unbehagen auslösen können. Manche Menschen gehen daher sehr weit, um Angst zu vermeiden. Das nennen wir „Angst vor der Angst“. Gegen Angst ist nichts einzuwenden, solange Sie sich nicht vor ihr fürchten. Andernfalls blockieren Sie die Nierenenergie, weil Sie sich weigern, die Angst im Körper zu fühlen, und Sie steigern die Angst, weil Sie seelisch verspannt sind.

Da jeder Mensch Angst kennt, sollte auch jeder seine Angstmuster untersuchen. Selbst wenn Sie nicht auf Angst fixiert sind, lohnt es sich, gelegentlich über Ihren Umgang mit ihr nachzudenken. Prüfen Sie regelmäßig die Angstmuster in Ihrem Leben, und versuchen Sie, Ihre Angst auf ein „gesundes“ Maß zu reduzieren.

Wir alle haben ab und zu Angst. Leider ist sie oft irreal, vielleicht, weil unser Selbsterhaltungstrieb nicht zwischen den einzelnen Arten von Angst unterscheidet. Mit anderen Worten: Jeder Angstreiz löst eine Art Todesangst aus.

Viele Menschen haben zeitweise ein Problem mit Angst, häufiger als mit den anderen negativen Emotionen. Die Widerstandsmuster in Phasen, in denen Sie sich stark von unheimlichen Dingen angezogen fühlen oder am liebsten vor potenziell beängstigenden Situationen weglaufen wollen, nennen wir Fixierungen. Angstfixierungen hängen bisweilen mit dem Lebensalter zusammen. In der frühen Kindheit, in der Pubertät und in der Midlife-Crisis hat die Angst den Menschen oft stärker im Griff als in anderen Lebensphasen. In diesen Fällen löst die Fixierung sich meist nach einiger Zeit auf.

Der Verlust eines geliebten Menschen, Arbeitslosigkeit oder ein Einbruch in Ihr Haus kann ebenfalls eine Fixierung auslösen, die jedoch nach einiger Zeit abklingt, ohne dass Sie etwas tun. Aber es ist gut zu wissen, dass Sie den Prozess beschleunigen und vereinfachen können. Mit den Übungen im *Arbeitsbuch* bewältigen Sie eine schwierige, beängstigende Phase leichter.

Obwohl jeder von uns Angst kennt und die meisten Menschen zeitweilig an Fixierungen leiden, gibt es auch Menschen, die kaum Probleme mit Angst und erst recht nicht mit Angst vor der Angst haben. Sie sind mit einer starken Nierenenergie gesegnet. Um besser zu verstehen, wie schwache Nierenenergie sich auswirkt, wollen wir uns diese Menschen einmal näher ansehen.

Das *Guinness-Buch der Rekorde* ist voll mit Leistungen von Menschen, die eine starke Nierenenergie haben. An Grenzen gehen, einen starken Willen haben, Dinge konkret machen und strukturieren, Ziele erreichen – das sind typische Eigenschaften, welche die alten Chinesen einer starken Energie des Nierensystems zuschrieben. Auch Bergsteiger und Rennfahrer besitzen reichlich Nierenenergie. Wenn Sie über eine ausgewogene Nierenenergie verfügen, wissen Sie genau, was Sie wollen und was Sie nicht wollen. Sie beherrschen die Situation, in der Sie sich befinden, respektieren aber sich selbst und andere. Sie lassen sich von Schwierigkeiten nicht abschrecken und gehen Gefahren nicht aus dem Weg; aber Sie gehen auch keine unverantwortlichen Risiken ein. Sie handeln aus innerer Kraft und vertrauen sich selbst. Sie haben es nicht nötig, mit Ihrem Verhalten Unsicherheit zu übertünchen.

Es ist sehr wichtig, Kindern von Geburt an möglichst viel Grundvertrauen als Schild gegen Angst mitzugeben. Geborgenheit, Sicherheit, Wärme und Liebe in hoher Dosis sorgen für dieses Grundvertrauen. Menschen, die diese Geborgenheit als Kinder nicht erlebt haben, entwickeln früh Angstmuster und Abwehrreaktionen. Und wenn sie obendrein nicht gelernt haben, mit Emotionen umzugehen, sind alle Vorraussetzungen für eine Katastrophe erfüllt. Sie wehren sich ständig dagegen, ihre Angst körperlich zu erleben, und blockieren dadurch ihre Nierenenergie. Das beeinflusst zunächst das Verhalten und den Charakter und führt letztlich zu verschiedenen körperlichen und seelischen Problemen.

Widerstand gegen Angst – die Yang-Phase

Angst ist eine körperliche Empfindung. Es ist wichtig, das zu verstehen. Dass es für akute Ängste gilt, ist leicht erkennbar; aber es gilt auch für die subtileren Arten von Angst. Auch die Angst vor der Angst beginnt als Energiereiz im Körper. Dieser Reiz ist die Emotion.

Wenn Sie sich gegen eine Emotion wehren und den Energiereiz im Körper nicht spüren, ist die Nierenenergie gestört. Vielleicht ertappen Sie sich bei ängstlichen Gedankenmustern. Das ist ein klares Zeichen dafür, dass Sie Widerstand leisten. Gehen Sie in diesem Fall zurück in den Körper, um die geparkte Emotion dort zu fühlen. Die Grundübungen im *Arbeitsbuch* helfen Ihnen dabei.

Ein weiteres Indiz sind die Überzeugungen. Das sind Gedankenmuster, die seit Jahren bestehen, also fixiert sind. Überzeugungen, die darauf hinweisen, dass Sie sich ständig gegen die Emotion Angst wehren, haben mit Geborgenheit, Selbsterhaltung und körperlicher, seelischer und gesellschaftlicher Sicherheit zu tun. Einige typische hemmende Überzeugungen, welche die Nierenenergie stören, sind:

- Die Welt ist ein unsicherer Ort.
- Ich gehöre nicht hierher.
- Niemand hilft mir. Ich bin ganz allein.

· Ich muss ständig für meine Sicherheit sorgen.
· Mein Körper kann mich jeden Augenblick im Stich lassen.
· Das Leben ist hart.
· Ich kann den Menschen nicht vertrauen.
· Ich weiß alles besser als die anderen.
· Ich muss andauernd an meiner Beziehung arbeiten.
· Mein Partner betrügt mich, sobald sich ihm eine Chance bietet.
· Niemand liebt mich.
· Erst ich, dann die anderen.
· Ich sehe alles von der nüchternen Seite.
· Mich interessiert Wissenschaft, nicht Unsinn.
· Gott existiert nicht.
· Wichtig sind Ergebnisse. Es ist egal, wie ich sie erreiche.
· Wer im Leben nicht vorwärts kommt, ist ein Trottel.

Das alles sind Überzeugungen des Nierentyps. Darunter verstehen wir einen Menschen, der eine Hyperfixierung auf die Emotion Angst hat. Wenn Sie sich längere Zeit ständig gegen die Angst in Ihrem Körper wehren, sind spezifische Charakterzüge die Folge.

Bei Nierentypen fehlt nie der ängstliche Unterton, einerlei, was sie denken oder tun. Angst – als Geschichte im Kopf – prägt ihr ganzes Leben. Sie leiden an einem chronischen Mangel an Vertrauen in den eigenen Körper und in die eigene Persönlichkeit und haben das Gefühl, dass der Boden unter ihren Füßen jeden Augenblick nachgeben kann. Daher wagen sie es nicht, sich in ihrer Umgebung zu entspannen.

Viele Nierentypen leiden an Zwängen, die mit Sex oder Beziehungen zu tun haben. Sie sind misstrauisch, vorsichtig, stur und eigensinnig. Manche sind vage und schmieden allerlei Pläne, die sie nie in die Tat umsetzen. In dieses Bild passen auch zwanghafte sexuelle Fantasien und Wünsche, die nie Wirklichkeit werden. Andere wenden viel Energie auf, um an ihrer Beziehung zu „arbeiten“, und verstricken sich in ein Labyrinth von Ansprüchen, Verpflichtungen und Regeln.

Der Nierentyp hat in der Yang-Phase ein recht großes Mundwerk, aber ein kleines Herz. Er neigt dazu, seine tief verwurzelte Angst zu übertönen. Sein Ehrgeiz ist oft grenzenlos. Er tut viel, ist immer beschäftigt und geht, wenn nötig, über Leichen, um zu bekommen, was er will. Häufig geht er gebückt, weil ihn die Angst plagt, dem Leben nicht mehr gewachsen zu sein. Er versucht, seine Angst zu unterdrücken, weil er sie als Schwäche betrachtet. Der ständige Druck beginnt bald sichtbar an ihm zu nagen.

Der Nierentyp kann ein kalter, einsamer Mensch sein, der sich sicher fühlt, wenn er andere beherrscht.

Widerstand gegen Angst – die Yin-Phase

Wenn der Kraftakt – das ist der Widerstand gegen Angst in Wahrheit – zu lange dauert, rutscht der Nierentyp in die Yin-Phase. Dann haben seine vielen Aktivitäten und der ständige Stress ihn ausgepumpt. Eine Depression ist oft ein deutliches Zeichen dafür, dass die Yin-Phase begonnen hat. Charakteristisch für diese Depression ist der Verlust an Selbstachtung. Jetzt hält der Nierentyp sich für einen Versager, für einen Schwächling. Dass er sich viel zu ehrgeizige und unrealistische Ziele gesetzt hat, ist ihm entfallen, oder es ist für ihn keine Entschuldigung.

Jetzt ist der Boden für den körperlichen Verfall bereitet. Angst hatte die ganze Zeit über eine hemmende und verkrampfende Wirkung auf die Energie, und jetzt zeigen sich die Folgen. Die Energie zieht sich rasch zurück und bewegt sich langsamer. Eine der ersten unmittelbaren Folgen sind kalte Hände und Füße. Betroffene werden kälteempfindlich und sind ständig auf der Suche nach Wärme. Neues Körpergewebe bildet sich langsamer, und der Gewebeabbau wird weniger gebremst. Wird der Abbau größer als der Aufbau, bricht der Körper schneller zusammen, denn er kann den Substanzverlust durch Verschleiß nicht mehr so gut ausgleichen. Das bedeutet, dass Betroffene schneller altern als nötig und dass sich chronische Krankheiten entwickeln.

Auch Steifheit gehört zum Nieren-Yin-Bild. Arthrose und andere Krankheiten des Skeletts (zum Beispiel Osteoporose) und der Gelenke gehören zu den häufigsten Krankheiten des Nierentyps, ebenso Nieren- und Blasenbeschwerden (zum Beispiel Nierensteine und chronische Blasenentzündung), chronische neurologische Störungen wie Parkinson, Probleme mit den Geschlechtsorganen (zum Beispiel Menstruationsstörungen und Prostatabeschwerden), Erschöpfung und extreme Müdigkeit (zum Beispiel myalgische Encephalomyelitis).

Auf der seelischen Ebene sind neben Depressionen weitere Störungen zu erwarten. Phobien und Wahnvorstellungen treten häufig auf, ebenso sexuelle Störungen wie vorzeitige Ejakulation, Libidoverlust, Impotenz und Unfruchtbarkeit.

Ein Beispiel möge diese Vorgänge illustrieren. Ich stelle Ihnen Hans vor, einen Nierentyp, der noch nicht krank ist. Er ist ein hart arbeitender Juwelier, dem es gut geht. Hans hat ein schönes Geschäft in erstklassiger Lage, ein schickes Haus und Kinder, die schnell gewachsen sind. Er hat bei null angefangen und alles, was ihn umgibt, mit eigenen Händen aufgebaut. Er könnte nie für andere arbeiten; denn er muss das Ruder selbst in der Hand haben. Seine Kinder sind ihm sehr wichtig. Er will ihnen alles geben, was er als Kind nicht hatte: Sicherheit, einen guten Start ins Leben, genug Geld zum Studium und so weiter.

Dann schlägt die Midlife-Crisis zu. Die Kinder passen nicht so recht in das Szenario, das Hans sich ausgedacht hat. Anstatt für die gebotene Sicherheit dankbar zu sein und in die Fußstapfen des Vaters zu treten, lehnen sie sich gegen ihn und alle seine Überzeugungen auf. Sie wollen sein Geld, seine Sicherheit und sein Geschäft nicht haben. Sie wollen nicht einmal studieren! Sie wollen nur sie selbst sein, also anders als Hans. Wer soll nun den Betrieb übernehmen? Wofür hat Hans so hart gearbeitet? Woran kann er sich noch halten?

Es ist kein Halt mehr da. Hans hat jahrelang mit aller Kraft versucht, für Sicherheit zu sorgen, und nun hat er plötzlich keine Energie mehr. Er wird unruhig und macht sich Sorgen über dieses und jenes. Er zieht sich in sich selbst zurück und schließt sich vor seiner Frau und den Kindern ab. Jetzt empfindet er Enttäuschung und Unsicherheit. Die Folge ist Verbitterung. Er ist viel egozentrischer als früher, stur und eigensinnig. Wenn er nichts dagegen unternimmt, drohen ihm Depressionen, schnelle Alterung und Krankheit.

Was kann Hans tun, um diesem Schicksal zu entgehen? Bevor er konkrete Maßnahmen ergreift, sollte er verstehen, wie die Muster in seinem Leben entstanden sind und sich entwickelt haben. Deshalb erkläre ich ihm, dass es ihm in seiner Jugend an Grundvertrauen fehlte. Er erkennt, dass er mit seiner Arbeitssucht und mit seinem Streben nach Geld und Sicherheit versucht hat, seine Angst vor dem Leben zu überwinden.

Hans sollte begreifen, dass das Leben eine sichere Zuflucht ist; dass nicht überall Gefahr lauert; dass er auch ohne Arbeitswut bekommt, was er braucht; dass er nichts beweisen muss, um geliebt zu werden; dass er seine Energie besser nutzen kann, als sich vor jeder denkbaren Gefahr zu schützen; dass er so, wie er ist, in Ordnung ist; dass die Welt dank seiner Anwesenheit ein besserer Ort ist.

Merken Sie sich zur Nierenenergie

Energie	Niere
Orientierung	Ich und meine Fahrzeuge
Emotion	Angst
Glaubenssatz	Die Welt ist unsicher
Yang-Phase	kälteempfindlich, stur, egozentrisch, materialistisch, zurückgezogen, introvertiert

Yin-Phase	müde und depressiv mit ängstlichem Unterton; Krankheiten des Skeletts, der Gelenke, des Nervensystems, der Ohren, der Blase und der Nieren; Gleichgewichtsstörungen; sexuelle Störungen; chronische Krankheiten
Maßnahmen	*Akut:* seufzen und stöhnen *Harmonisierung:* Vertrauen stärken, für andere da sein, erden, konkretisieren, kurzfristige Ziele setzen und sich belohnen

5
Grübeln und die Milzenergie
Ich und der andere

Reize des Regelungssystems, das wir „Milz“ nennen, erfahren wir als Grübelei. Grübeln ist als körperliche Empfindung am schwersten zu erkennen. Menschen, die auf die Emotion Grübeln fixiert sind, machen im Kopf so schnell eine Geschichte aus dieser Emotion, dass ihnen der körperliche Ursprung nicht bewusst wird. Dennoch ist Grübelei hauptsächlich ein körperliches Phänomen.

Grübeln fühlt sich im Körper schwer und voll an. In der Umwelt geschieht etwas, was diese Emotion auslöst, und schon fühlen Sie sich voll, schwer und kraftlos. Das ist unangenehm, und darum wehren Sie sich dagegen. Sie wollen diese Emotion nicht erfahren und fliehen aus dem Körper in den Kopf. Dort machen Sie aus der Emotion eine „Geschichte“. So entsteht das mentale Verhalten, das wir „Grübeln“ nennen.

Während es bei der Angst um die Beziehung zwischen dem „Ich“ und seinen Fahrzeugen geht, hat Grübelei etwas mit dem „Ich“ und seinem Verhältnis zu anderen zu tun. Das Individuum hat ein starkes Bedürfnis nach Kontakt. Eine erfüllende Beziehung mit anderen muss vertrauensvoll, berechenbar, dauerhaft und befriedigend sein. Bleibt dieses tiefe Verlangen unerfüllt oder ist die stabile Beziehung bedroht, wird Milzenergie freigesetzt. Das volle, schwere, kraftlose Gefühl ist natürlich nicht angenehm. Die Neigung, aus dem Körper zu fliehen und die Aufmerksamkeit in den Kopf zu verlagern, ist daher verständlich. Doch leider ist sie auch schädlich, wenn daraus eine Gewohnheit wird.

Bei Milztypen ist die Emotion Grübeln fixiert, weil sie sich lange gegen die körperliche Erfahrung gewehrt haben. Sie haben meist etwas erlebt, was sie nicht verkraften konnten, etwa eine Scheidung oder Untreue. Die Krankheit oder der Tod eines wichtigen Menschen in der unmittelbaren Umgebung kann ebenfalls eine Blockade der Milzenergie auslösen. Wenn Sie beispielweise als Kind erleben, dass Ihre Mutter krank wird und stirbt, ist das für Sie unbegreiflich, und Sie wissen keinen Rat. Sie fühlen sich machtlos und als Opfer. Der Preis, den Sie bezahlen müssen, ist hoch. Die Sicherheit, welche die Beziehung mit dem anderen Ihnen geboten hat, wird Ihnen unter den Füßen weggezogen.

Auch andere schockierende Erlebnisse, die etwas Unklares an sich haben und das „Ich in Beziehung zum anderen" bedrohen, führen zu Grübelei. In Ihrer Umgebung geschieht etwas, was Schmerzen oder Kummer auslöst, und Sie verstehen nicht, warum es geschehen konnte. Mobbing in der Schule, Inzest oder Vergewaltigung, Gewalt und andere Arten von zügellosem und unangebrachtem Verhalten bei Menschen, die Ihnen viel bedeuten, sind Beispiele für Situationen, die Grübeln verursachen können.

Um in früher Jugend gesunde Milzenergie aufzubauen, brauchen Sie vor allem die Wärme und Zuneigung der Eltern. Die Haltung der Mutter ist besonders wichtig. Das Urbild der fürsorglichen, schützenden und liebevollen Mutter wird mit der Milzenergie assoziiert. Die Mutter ist der Mensch, mit dem wir die erste innige Beziehung eingehen. Das Gefühl der körperlichen und seelischen Geborgenheit, das „der andere" Ihnen geben kann, ist eine sehr tiefe menschliche Sehnsucht. Wenn Sie es von früher Kindheit an als selbstverständlich erfahren, entwickeln Sie eine starke Milzenergie.

Menschen mit gesunder Milzenergie können enge Beziehungen eingehen. Sie interessieren sich wirklich für den anderen und sind jederzeit bereit, ihn zu unterstützen. Sie sind herzlich und offen. Mit diesen stabilen Persönlichkeiten sind andere gerne zusammen. Ihre Umwelt betrachtet sie als Felsen in der Brandung.

Da Menschen mit gesunder Milzenergie sich so wohlfühlen, können sie ihre Aufmerksamkeit sozusagen „frei" ausrichten. Deshalb sind sie stille, ruhige und vernünftige Leute, die Gedanken in Taten umsetzen können. Sie sind vor allem deshalb so angenehme Mitmenschen, weil sie für andere da sind, ohne aufdringlich zu sein.

Falscher Umgang mit der Emotion Grübeln kann diese positiven Eigenschaften allerdings auslöschen. Aber wenn Sie lernen, mit Ihrer Neigung zum Grübeln richtig umzugehen, werden Sie mit starker, gesunder Milzenergie und den genannten Qualitäten belohnt. Aber die erste Belohnung besteht darin, dass Sie nicht länger die unangenehmen Folgen des Widerstandes gegen das Grübeln ertragen müssen. Und diese Folgen haben es in sich, wie Sie nachfolgend lesen können.

Widerstand gegen Grübeln – die Yang-Phase

Wie bei der Angst ist es sehr wichtig zu verstehen, dass Grübelei eine körperliche Empfindung ist. Sie ist Energie, die irgendein Ereignis freigesetzt hat. Der Schlüssel zu einer gesunden Milzenergie besteht darin, diese Energie im Körper zu spüren.

Grübeln im Körper kann in akuten Situationen eine sehr heftige Empfindung sein, zum Beispiel wenn ein geliebter Mensch unerwartet stirbt. Aber es gibt auch subtilere Arten des Grübelns. Alles, was für eine Beziehung bedrohlich sein könnte, reizt die Milzenergie und führt zur Emotion Grübeln.

Widerstand gegen diese Emotion stört die Milzenergie. Wenn Sie merken, dass Sie derartige Gedanken hegen, dass Sie besorgt sind und zu grübeln beginnen, sollten Sie sofort aktiv werden: Raus aus dem Kopf und zurück in den Körper! Die Grundübungen im *Arbeitsbuch* eignen sich als erste Hilfe.

Milztypen lieben alles, was süß ist. Süße Leckereien symbolisieren den Durst nach Muttermilch, die ebenfalls süß schmeckt. Muttermilch und andere Süßigkeiten dienen als Ersatz für das, was Sie wirklich suchen, nämlich Zuneigung.

In der mentalen Sphäre findet man eine ganze Reihe von Überzeugungen, die darauf schließen lassen, dass Sie sich schon lange gegen die Emotion Grübeln wehren. Die grüblerischen Gedankenmuster haben sich im Laufe der Zeit als unerschütterliche Einstellungen im Bewusstsein festgesetzt. Sie kreisen um Beziehungen, um andere, um Sie und die anderen. Einige typische lähmende Überzeugungen, welche die Milzenergie stören, sind:

- Die Vergangenheit hat mich zu dem gemacht, was ich jetzt bin.
- Das ist nicht auszuhalten.
- Ich bin hart im Nehmen, aber das ist zu viel.
- Es ist normal, sich Sorgen zu machen.
- Sorgen gehören nun mal zum Leben.
- Ich schleppe meine Vergangenheit mit mir herum.
- Ich habe viele Narben in meiner Seele.
- Ich bin anderen egal.
- Was ich erlebt habe, hat mich fürs Leben gezeichnet; darüber komme ich nie hinweg.
- Das Leben ist schwer und mühselig.
- Es ist wichtig, die Fakten zu kennen.
- Es geht ums Detail. Genauigkeit ist wichtig.
- Genauigkeit ist eine Tugend.
- Ohne Regeln und Werte geht die Welt unter.
- Chaos muss unbedingt vermieden und bekämpft werden.
- Traditionen und Kultur sind äußerst wichtig.
- Andere lassen mich im Stich.
- In der Natur fühle ich mich am wohlsten.
- Ich muss immer den Überblick behalten.
- Loslassen fällt mir eben schwer.
- Früher war es besser.

Mit diesen hemmenden Überzeugungen nimmt der Milztyp schon ein wenig Form an. In der Yang-Phase hat er noch einige gute Eigenschaften, weil er noch genügend Energie besitzt. Er neigt zum analytischen Denken und kann sich gut auf ein bestimmtes, übersichtliches Thema konzentrieren. Menschen mit einer Milzblockade reden viel, was mitunter amüsant sein kann.

Wenn Sie einem Milztyp in der frühen Yang-Phase gut zuhören, hören Sie schon die ersten Anklänge eines Untertons, der mit der Zeit deutlicher wird. Der Milztyp ist fasziniert von Problemen und erzählt gerne von ihnen. Und Sie – als Zuhörer – vertiefen sich in diese Geschichten und finden sogar eine Lösung. Der Milztyp behauptet, Ihren Rat zu verstehen, und Sie glauben, das Problem sei gelöst. Doch nach fünf Minuten beginnt das Spiel von vorne, als hätten Sie beide nie über das Problem gesprochen.

Milztypen können echte Nervensägen sein. Sie reden andauernd über ihre Probleme und Problemchen. Es ist immer das Gleiche, allenfalls mit kleinen Abwandlungen. An Lösungen sind sie überhaupt nicht interessiert. Da ihre Sorgen sie faszinieren, macht ihnen nichts größeren Spaß, als möglichst lange und ausführlich darüber zu reden. Sie tun ihnen einen großen Gefallen, wenn Sie das Publikum spielen, während sie das Objekt ihres Grübelns immer wieder aus einem anderen Blickwinkel betrachten und analysieren.

„Ich fühle mich irgendwie komisch“ ist ein Satz, den Menschen mit einem Milzenergieproblem gerne sagen. Grübeln ist ihr Leitmotiv, denn sie sind von der Vergangenheit besessen. Sie wiederkäuen Ereignisse, die lange zurückliegen, weil sie nichts loslassen können. Außerdem neigen sie zu Übertreibungen. Es fällt ihnen schwer, Gedanken aus dem Kopf zu verbannen. Sie haben ein überaktives Gedächtnis und argumentieren unaufhörlich. Sie sind Denker und Spintisierer. Man erkennt sie auch daran, dass sie sehr an Traditionen und Anstandsregeln hängen. Sie ziehen sich auch gerne ordentlich und konventionell an. Andere Menschen wiegen sie auf ihrer goldenen Milzwaage und befinden sie für zu leicht. Es kommt selten vor, dass ein Milztyp andere lobt; aber er ist oft genug bereit, sie auf ihre Fehler hinzuweisen – er nennt das „helfen". Manchmal bietet er seine Hilfe auch ungefragt an und kann dabei sogar aggressiv werden.

Milztypen sind wie gesagt Denker oder, häufiger noch, Nörgler. Die Räder in ihrem Kopf drehen sich ständig. Übersteigerter Intellektualismus, Grübeln bis zur Erschöpfung, zwanghafte Beschäftigung mit Problemen – das alles sind Symptome einer Fixierung auf die Emotion Grübeln.

Widerstand gegen Grübeln – die Yin-Phase

Wenn die Fixierung lange dauert und das System erschöpft ist, beginnt für den Milztyp die Yin-Phase. Dass dies eine ungemütliche Phase ist, wird gleich deutlich werden.

Blockierte Milzenergie hemmt oft den Wasserkreislauf. Wasser, das zu lange stillsteht, verwandelt sich der chinesischen Medizin zufolge in Schleim und Eiter. Typische Beschwerden bei Problemen mit der Milzenergie sind Durchfall, Magenverstimmungen, Blähungen, Nebenhöhlenentzündung, verschleimte Atemwege, aber auch Arteriosklerose, Hämorrhoiden, Krampfadern, Weißfluss und einige Arten von Rheuma. Ein Arzt achtet auch darauf, wie ein Patient seine Symptome beschreibt. Milztypen benutzen oft Wörter wie schwer, voll, drückend oder beengt.

Eine Störung der Milzenergie hat nicht unbedingt etwas mit dem Organ Milz zu tun. Selbst ein Mensch mit einer lebenslangen Blockade der Milzenergie kann eine gesunde Milz haben. Milztypen leiden oft an Beschwerden, die mit Eiter- und Schleimbildung einhergehen. Entzündungen mit viel Eiter, vage, bohrende Schmerzen, ein Gefühl der Fülle und Schwere und übermäßige Schleimabsonderung sind der rote Faden, was die Krankheitsbilder anbelangt. Typische „Milzleiden" sind außerdem Erbrechen, Unterzuckerung, Neigung zu Blutungen und Blutergüssen, verstärkte Ausscheidungen, Neigung zu Schimmelinfektionen, Zysten, Autoimmunkrankheiten wie Rheuma sowie Infektionen, bei denen sich viel Schleim bildet, zum Beispiel Asthma, Bronchitis, Sinusitis und Colitis.

Was die Stimmung anbelangt, ist Erschöpfung die Regel. Milztypen haben „es“ aufgegeben und sind resigniert. Die Energie wird träge und schwer, und das wirkt sich auch seelisch aus. Es ist, als befände sich Schleim im Gehirn, der das Denken stört. In dieser Phase werden viele Milztypen übergewichtig. Sie verarbeiten ihr Essen schlecht und speichern die nicht verbrauchte Energie als Fett. Im Fettgewebe lagert der Körper Giftstoffe ab, so wie er auch unangenehme Erinnerungen speichert.

Das sind Gründe genug, um dafür zu sorgen, dass die Milzenergie nicht blockiert wird oder dass blockierte Energie wieder fließen kann. Wie das geht? Indem Sie die Ursache der Blockade beseitigen: den Widerstand gegen die Emotion. Sie verlagern Ihre Aufmerksamkeit aus dem Körper in den Kopf, sobald Sie im Körper eine heftige Emotion spüren. Dies ist die Ursache jeder Blockade. Sie müssen das Grübeln auf den Körper beschränken und dürfen nicht versuchen, es im Kopf aufzulösen. Ich habe es bereits erwähnt, aber man kann es nicht oft genug sagen: Emotionen sind in Ordnung. Sie stören nur dann, wenn Sie sich weigern, sie dort zu empfinden, wo sie entstehen: im Körper. Die Rückkehr zur körperlichen Erfahrung ist also das Hauptrezept, immer und überall. Meditation ist ein gutes Mittel, um die Gedanken zu beruhigen, so dass Sie nicht abgelenkt werden und Ihre Aufmerksamkeit leichter in den Körper verlagern können. Aber Sie müssen nicht meditieren. Es genügt, sich so oft wie möglich auf alles zu konzentrieren, was Sie im Körper fühlen. Wenn das zu Ihrer Grundhaltung wird und wenn Sie das Gehirn zum gezielten Denken anstatt zum unbewussten Grübeln benutzen, können Sie fast nicht krank werden.

Merken Sie sich zur Milzenergie

Energie	Milz
Orientierung	Ich und der andere
Emotion	Grübeln
Glaubenssatz	Die Vergangenheit hat mich geformt
Yang-Phase	nörglerisch, grüblerisch; wiederkäuen und nicht loslassen; kleinkariert denken; pedantisch, konservativ; schnell denken
Yin-Phase	müde, depressiv; von der Vergangenheit besessen; Krankheiten des Magen-Darm-Kanals und der Blutgefäße; Schleim- und Eiterbildung; klebrige und zähe Ausscheidungen; Störungen des Zuckerstoffwechsels; träge und dick
Maßnahmen	*Akut:* singen *Harmonisierung:* offen sein; aus dem Kopf in den Körper gehen; Innenschau, Kontemplation, Aufräumen

6

Wut und die Leberenergie

Ich und die Gruppe

Menschen mit einer gestörten Leberenergie sind auf die Emotion „Wut“ fixiert. Wut hat viele Gesichter: Unzufriedenheit, Schuldgefühle, ein negatives Selbstbild, Frustration, Reizbarkeit, Wutanfälle, Aggression. Wutanfälle kennen wir alle; aber in dieselbe Kategorie gehört der Ärger, den Sie empfinden, wenn Sie wieder einmal in der langsamsten Schlange vor der Kasse stehen, wenn Ihr Baby nicht essen will, wenn Sie Ihre Hausarbeit nicht erledigt haben oder wenn der Nachbar mit dem neuen Auto nach Hause kommt, von dem Sie seit Jahren träumen.

Die Leberenergie steuert die Beziehungen zwischen Individuen und Gruppen. Es ist ein Grundbedürfnis des Menschen, einen sicheren und festen Platz in der Gruppe zu haben, und die Fähigkeit, diesen Status zu erlangen, ist ein wertvolles Talent, für das Sie eine starke Leberenergie brauchen. Die Gruppe, zu der Sie gehören – die Familie, die Kollegen, der Sportverein –, ist der Resonanzboden, den Sie brauchen, um Ihre Kreativität zu entfalten und sich selbst auszudrücken. Die Gruppe ist die Umgebung, in der Sie sich entwickeln und in der Sie wachsen können.

Um in einer Gruppe eine zufriedenstellende Funktion ausüben zu können, brauchen Sie ein positives und stabiles Selbstbild. Außerdem müssen das persönliche Selbstbild und das Selbstbild der Gruppe zueinander passen. Ein Gefühl dafür, was in der Gruppe vorgeht, und intuitive Einsicht in das Wesen der Gruppe sind dabei natürlich sehr wichtig. Eine starke Intuition ist typisch für Menschen mit gesunder Leberenergie.

Wer eine gute Leberenergie hat, ist zudem selbstsicher. Er hat klare Vorstellungen von seinem Lebensweg und wartet geduldig, bis der Weg sich ihm öffnet. Solche Menschen sind stark und unabhängig, ohne dass ihre Kraft und Selbständigkeit anderen schadet. Sie leben in Harmonie mit ihren Mitmenschen und entfalten ihre Persönlichkeit und ihre Kreativität ganz natürlich und entspannt.

Familien, die einem Kind keinen sicheren und natürlichen Platz einräumen, sind die Heimat der Lebertypen. Das Kind erfährt sich selbst als „ich und meine Fahrzeuge", als „ich und der andere", aber auch als „ich und die Gruppe". Es betrachtet sich im Spiegel der Gruppe, und wenn das Spiegelbild negativ oder verzerrt ist, entsteht eine Spannung. In einer solchen Umgebung kann ein Kind kein positives Selbstbild aufbauen. Es hat keine feste Grundlage, um sich darauf auszudrücken und sich als selbständiger Mensch mit anderen zu verbinden. In einer solchen Situation wird die Leberenergie gereizt, und die Folge ist die Emotion Wut. Und wenn die Gruppe – in diesem Fall die Familie – die Wut nicht toleriert, ist Unterdrückung die erste Art des Widerstandes.

Wut ist immer die Emotion, die entsteht, wenn das „ich und die Gruppe" bedroht ist. Es gibt viele Beispiele für solche Situationen: von einer Gruppe unter Druck gesetzt werden, öffentlich ausgelacht werden, von einer Gruppe nicht akzeptiert werden, ein Opfer von Klatsch und Tratsch werden, benachteiligt oder übervorteilt werden. Der bloße Gedanke an solche Situationen bringt das Blut zum Kochen! Ebenfalls bedrohlich und daher Wut auslösend sind alle Situationen, in denen Ihre Fähigkeit gefährdet ist, sich in die Gruppe einzufühlen.

Wut ist die vielfältigste der fünf Emotionen. Eigentlich ist es eine ganze Gruppe aus Subemotionen wie Ungeduld, Reizbarkeit, Frustration, Aggression, Schuldgefühle, Quengeligkeit, Aufsässigkeit, Intoleranz, Scham, Zorn und so weiter.

Diese Aufzählung verdeutlicht, dass Wut eine Emotion ist, mit der wir alle vertraut sind. Heftige Wut geht mit körperlichen Symptomen einher, die wir ebenfalls kennen. Manche Menschen werden rot, oder sie „schäumen" oder „kochen" vor Wut. Sie können die körperlichen Aspekte der Wut bei anderen sehen und bei sich selbst spüren. Wut ist am leichtesten körperlich zu erfahren.

Menschen mit gestörter Leberenergie, die auf die Emotion Wut fixiert sind, haben verlernt, diese Emotion im Körper zu fühlen. Sie erfahren Wut in allen ihren Formen als äußerst unangenehme Empfindung im Körper und fliehen vor ihr. Der Fluchtweg führt wie immer in den Kopf. Die Wut wird zur Geschichte, anstatt zu einer körperlichen Empfindung.

Widerstand gegen Wut – die Yang-Phase

Wenn die Wut sich nicht mehr im Körper austoben kann, sondern längere Zeit in den Kopf umgeleitet wird, ist eine Fixierung die Folge, welche die Leberenergie blockiert. Wenn Sie merken, dass Sie zornige Gedanken hegen, dann ist das ein Zeichen an der Wand. Kehren Sie mit Hilfe der Basisübungen im *Arbeitsbuch* sofort in den Körper zurück, um die Wut dort zu erfahren.

Es gibt noch eine Methode, um herauszufinden, ob Sie auf die Emotion Wut fixiert sind: Nehmen Sie Ihre Überzeugungen unter die Lupe. Dabei handelt es sich im Grunde um negative Gedankenmuster, die seit Jahren gespeichert sind. Widerstand gegen Wut im Körper führt zu Überzeugungen, die mit dem Selbstbild zu tun haben, mit Ihrem Platz in der Gruppe und mit Ihrer Fähigkeit, sich in der Gruppe zurechtzufinden. Hier sind einige Beispiele für hemmende Überzeugungen, welche die Leberenergie noch mehr stören und erschöpfen:

- Ich werde unterschätzt.
- Viele Menschen müssen ihre Lektion noch lernen (sie müssen in ihr Herkunftsland zurückgeschickt werden usw.).
- Wer anerkannt werden will, muss kämpfen und arbeiten.
- Ich muss meinen Platz erkämpfen und verteidigen, denn er ist nicht selbstverständlich.
- Freundlichkeit ist Schwäche und obendrein gefährlich.

- Wer im Leben keinen Erfolg hat, ist selbst schuld.
- Man muss alles tun, um die Erwartungen zu erfüllen.
- Ich bin stolz darauf, Deutscher (Österreicher, Schweizer ...) zu sein.
- Es lebe die Revolution!
- Das Wir-Gefühl ist wichtig.
- Man muss sich anpassen.
- Weg mit dem Bürgertum, mit den Reichen, mit den Fans von Bayern München (oder anderen Gruppen, denen Sie nicht angehören oder nicht angehören wollen).
- Ohne Kampf gibt es keine gesellschaftlichen Veränderungen.
- Arbeiter aller Länder, vereinigt euch!
- Wir sind gut, sie nicht.
- Gesetze und Regeln sind heilig.
- Andere erkennen meine Vorzüge nicht.
- Niemand versteht mich.

Lebertypen murren oft und verstecken sich gerne in einer Gruppe. Je schwächer oder negativer ihr Selbstbild ist, desto stärker ist ihr Bedürfnis, sich mit einer Gruppe zu identifizieren. Lebertypen teilen die Welt gerne in zwei Lager ein: „wir" und „sie". Wir sind in Ordnung, sie taugen nichts. Politische Parteien, vor allem jene, die „dagegen sind", ziehen Menschen mit blockierter Leberenergie an. „Das ist unordentlich!", beklagt sich der Milztyp. „Das ist ungerecht!", meint der Lebertyp.

Lebertypen fühlen sich oft benachteiligt. Ihre Stimmungen wechseln schnell. Emotionale und mentale Verspannungen sind typisch für sie. Sie sind leicht eingeschnappt, beziehen alles auf sich und fühlen sich schnell zurückgesetzt. Um ihr negatives Selbstbild zu kompensieren, zeigen sie mit Fingern auf Menschen, die sie noch mehr verachten als sich selbst. Sie denken in Klischees und teilen alle Menschen in eindeutige Kategorien ein, auch sich selbst.

In der Yang-Phase, in der man noch vieles mit Krafteinsatz kompensieren kann und in der noch genügend Energie vorhanden ist, können Lebertypen zum Beispiel sympathische Kollegen sein. Sie sind sehr verantwortungs- und pflichtbewusst und typische Macher. Verantwortung übernehmen sie gerne, und sie wollen Ergebnisse sehen. Dass sie dabei oft murren und nörgeln, wird ihnen meist nicht allzu sehr angekreidet. Sie stürzen sich energisch auf jede Arbeit, die sich anbietet, und beißen sich daran fest.

Die Kehrseite der Medaille ist, dass sie sich über jeden ärgern, der etwas weniger fanatisch ans Werk geht. Die Schwäche in der Einstellung der Lebertypen während der Yang-Phase liegt darin, dass ihr Handeln nicht auf innerer Kraft und innerem Gleichgewicht beruht, sondern auf Unsicherheit und auf dem Gefühl, ihr Platz in der Gruppe sei gefährdet. Sie ärgern sich maßlos über viele Menschen, lassen es sich aber nicht allzu sehr anmerken, weil sie Angst vor Streit haben. Nicht selten verhalten sie sich wie ein Elefant im Pozellanladen, ohne sich dessen bewusst zu sein. Sie merken kaum, was andere brauchen und was sie bewegt.

Lebertypen können sehr dominant sein, und zwar auf böse und aggressive Art. Sie manipulieren nicht, weil sie dafür zu wenig Geduld haben, sondern steuern sofort auf ihr Ziel los. Sie haben ein Ergebnis vor Augen, und das ist alles, was sie sehen. Was ihnen im Weg steht, walzen sie am liebsten platt. In ihrem blinden Aktionismus treten sie andere Menschen und deren Bedürfnisse unbeabsichtigt und unbemerkt mit Füßen. Wenn ihnen jemand in die Quere kommt, reagieren sie heftig – oft mit Ungeduld, Frustration oder Murren. Lebertypen schämen sich häufig ihrer Wut. Nach einem Wutausbruch würden sie sich am liebsten verkriechen. „Wie konnte ich nur so etwas tun?“, ist die stumme Vorhaltung, die sie sich selbst machen. Sie betrifft aber nur ihre Wut; denn gleichzeitig haben sie das Gefühl, man habe ihnen Unrecht getan und sie provoziert – nur deshalb hätten sie ihre Wut nicht mehr zügeln können. Lebertypen können sich meist recht gut beherrschen, weil sie sich vor den Folgen eines Wutausbruchs fürchten.

Wenn keine Folgen zu erwarten sind, lässt der Lebertyp seiner aufgestauten Wut mitunter freien Lauf. Oft kühlt er seinen Zorn an Objekten, die er für ungefährlich hält, etwa an Kindern, Haustieren oder Untergebenen. Der Haustyrann ist oft ein Lebertyp. Die etwas gewandteren Lebertypen entladen ihre Aggression beispielsweise auf dem Sportplatz oder in Spielen. Das sind die Menschen, die normalerweise unauffällig sind, sich aber auf dem Tennisplatz in fluchende und tobende Ungeheuer verwandeln.

Widerstand gegen Wut – die Yin-Phase

Wenn der Lebertyp sich längere Zeit und ständig gegen die Emotion Wut wehrt, ist er irgendwann erschöpft und rutscht in die Yin-Phase, in der Depressionen und Krankheiten leichtes Spiel haben. Die ersten Anzeichen der Yin-Phase sind oft Albträume und unruhiger Schlaf. Übermäßiges Fantasieren und Tagträumen ist ebenfalls ein Zeichen dafür, dass es jetzt schnell bergab geht.

In dieser Phase der abnehmenden Vitalität drohen Virusinfektionen wie Grippe oder Herpes sowie Juckreiz und Allergien. Eine heftige allergische Reaktion ist das körperliche Äquivalent eines Wutanfalls.

Typisch für die Beschwerden, die letztlich auf eine blockierte Leberenergie zurückgehen, sind Krämpfe und innere Spannungen. Sie äußern sich meist in Form von Anfällen. Menstruationskrämpfe, das Reizdarmsyndrom, Bluthochdruck und Migräne gehören dazu, ebenso Asthma, Angina pectoris, Sehstörungen, Muskel- und Sehnenbeschwerden, Leber- und Gallenprobleme, Nervenentzündung, Herzklopfen, Schwindel und Hyperventilation.

Aber das ist leider nicht alles, denn auf der funktionellen Ebene kommt es zu Krämpfen (vor allem im Magen und Darm), Koliken und Muskelverspannungen. Empfindliche Organe in dieser Phase sind Leber, Gallenblase, Augen, glattes und quergestreiftes Muskelgewebe, Sehnen, Bänder und Nerven.

Merken Sie sich zur Leberenergie

Energie	Leber
Orientierung	Ich und die Gruppe
Emotion	Wut
Glaubenssatz	Ich muss mich anpassen
Yang-Phase	sich abgewiesen fühlen; nörgeln; starkes Gruppenbewusstsein; sich gegen andere abgrenzen; Aggressivität; Schuld und Buße
Yin-Phase	Müdigkeit, Depressionen, Unzufriedenheit; Krankheiten der Leber, der Gallenblase, des Magens, der Augen, der Muskeln, der Sehnen und Nerven; Krämpfe der glatten und quergestreiften Muskeln, Blutgefäße und röhrenförmige Strukturen; Koliken, Bluthochdruck
Maßnahmen	*Akut:* schreien *Harmonisierung:* freundlich sein, Unordnung tolerieren, sich bewegen, reden

7
Unruhe und die Herzenergie
Ich und das größere Ganze

Die Herzenergie reguliert die Lebendigkeit – das Feuer – in unserem körperlichen, seelischen und geistigen Sein. Dank einer gesunden Herzenergie fühlen wir uns vital und dynamisch und können uns mit unserer Umgebung verbinden: mit der Natur, den Tieren, den Menschen, den Sternen und den Planeten. Schlüsselwörter sind: Begeisterung, Geben und Teilen. Was wir überreichlich ausstrahlen, nimmt Kontakt mit allem auf, was beseelt ist. Die Herzenergie ist sozusagen die Telefonleitung zwischen dem Individuum und dem Rest der Schöpfung.

Je mehr Sie sich als integralen Teil des großen Ganzen fühlen, desto stärker spüren Sie Verbundenheit, Freude und Liebe. Diese Liebe gilt nicht nur „dem Rest“, sondern auch dem eigenen Selbst. Mit einer gesunden, fließenden Herzenergie können Sie das Leben genießen. Sie lieben Gesellschaft, Ausflüge in die Natur, Spritztouren aller Art, Feste und alle Aktivitäten, die Kontakte ermöglichen.

Jede Bedrohung Ihrer Verbundenheit mit dem größeren Ganzen – oder Ihrer Fähigkeit, diesen Kontakt herzustellen – reizt die Herzenergie. Das spüren Sie als Unruhe, eine körperliche Empfindung, die ziemlich viele Menschen besonders unangenehm finden. Wie bei den anderen emotionalen Fixierungen liegen die Wurzeln der Unruhe oft in der frühen Jugend. Wenn ein Kind seine tiefe Sehnsucht nach Verbundenheit nicht befriedigen kann, wehrt es sich sehr früh gegen die Emotion Unruhe und ist bald mit ihr vertraut. Ein Kind, das behindert oder nicht hübsch ist, aus einer „sonderbaren“ Familie kommt oder auf andere Weise negative Aufmerksamkeit erregt, lernt früh, was Unruhe ist. Aber nicht alle Kinder entwickeln sich zum klassischen Herztyp, weil nicht alle ständig emotional reagieren oder Widerstand leisten.

Natürlich gibt es auch im späteren Leben Situationen, die für die Verbundenheit mit dem großen Ganzen bedrohlich sind. Wer wegen einer Krankheit isoliert ist, kann unruhig werden. Auch ein Umzug in eine neue Umgebung, in der Sie sich nicht zurechtfinden, kann starke Unruhe auslösen.

Aber es gibt auch die kleinen, alltäglichen Unruhestifter, die wir von anderen Emotionen ebenfalls kennen. Ein gutes Beispiel dafür ist die Unruhe, die wir empfinden, wenn wir den ganzen Tag lang in einem Gebäude gearbeitet haben. Das Bedürfnis, ins Freie zu gehen, frische Luft zu schöpfen und nicht mehr den Computermonitor anzustarren, kann dann überwältigend werden.

Eltern sollten wissen, dass Kinder sich von Natur aus mit dem großen Ganzen verbinden wollen. Man darf sie nicht daran hindern. Wer Kinder zu sehr beschützt, hemmt sie. Zwar finden Kinder in der Familie Wärme und Geborgenheit; aber es kann sein, dass sie sich von der Außenwelt abgeschnitten fühlen. Die Gefahr besteht, dass sie die Außenwelt als gefährlich betrachten und nicht mehr den Mut haben, mit ihr Kontakt aufzunehmen. Warnen Sie Ihre Kinder vor Verführern und Insektenbissen; aber weisen Sie sie auch auf die Schönheit und Liebe hin, die überall in ihrer Umwelt reichlich vorhanden sind.

Alle Menschen wollen, dass man sie nett findet. Wir alle brauchen genügend Raum, damit wir uns anderen öffnen können und auch den Mut dazu haben. Darum geht es bei der Herzenergie. Liebe ist ein Gefühl der Verbundenheit. Um sich zu öffnen und zu verbinden, brauchen Sie das „heilige Feuer" der Herzenergie.

Alle Religionen und östlichen Philosophien basieren auf der Verheißung des „Herzens". Die Welt wäre ein besserer Ort, wenn die Menschen sich nicht gegen die Emotion Unruhe wehren würden. Wenn aus der Unruhe eine Geschichte im Kopf geworden ist, lauern Trennung, Streit und Krieg hinter der nächsten Ecke. Darum predigen alle weisen Männer und Frauen aller Kulturen

„Liebe deinen Nächsten wie dich selbst“ und „Im Grunde sind wir alle eins“.

Widerstand gegen die Unruhe – die Yang-Phase

Die körperliche Empfindung, die auftritt, wenn die Verbundenheit mit dem großen Ganzen bedroht ist, löst Unbehagen aus. Das gilt sowohl für akute Situationen – etwa wenn Sie sich verirrt haben – als auch für die subtilen Arten der Unruhe. Es ist wichtig, Unruhe als aufgewühlte Herzenergie im Körper zu erfahren.

Widerstand gegen die Emotion Unruhe stört die Herzenergie. Das merken Sie, wenn Sie unruhige Gedanken haben. Eine gestörte Herzenergie äußert sich als Druck im Kopf: Die Gedanken springen hin und her, ohne erkennbares Muster, sie purzeln übereinander, und so geht es immer weiter. Sie können keine Ordnung ins Denken bringen, da Sie sich mit diesem Druck im Kopf nicht konzentrieren können. Kehren Sie in solchen Fällen sofort in den Körper zurück. Versuchen Sie nicht, Ihre Gedanken mit mentaler Gewalt in den Griff zu bekommen, und verzichten Sie unbedingt auf Beruhigungsmittel und Alkohol. Spüren Sie die Unruhe als Energie im Körper. Wenn Sie das nicht tun, parken Sie die Emotion im Körper. Wenn Sie sich ständig gegen die Unruhe im Körper wehren, speichern Sie so viel nicht verarbeitete Unruhe in ihm, dass die Garage irgendwann voll ist. Dann gibt es Probleme. Die Grundübungen im *Arbeitsbuch* sind ein guter Anfang, um in den Körper zurückzukehren.

Wie unruhig Sie sind, zeigen Ihre Überzeugungen rund um das Thema „ich als Teil des großen Ganzen“. Durch falschen Umgang mit Unruhe – also durch jahrelangen Widerstand – entstehen Gedankenmuster, die gespeichert werden. Eine hemmende Überzeugung dieser Art führt zu einer Fixierung, fördert sie und blockiert den Weg zurück in den Körper. Hier sind einige Beispiele für Überzeugungen, die der Herzenergie schaden:

- Ich bin kein netter Mensch.
- Ich muss mich verkaufen.
- Man wird allein geboren, und man stirbt allein.
- Bitten und Vorschläge anderer zurückzuweisen ist schwierig und außerdem unklug.
- Andere mögen mich nicht, wenn ich einfach nur ich selbst bin.
- Ich kann mich nur in einen Menschen verlieben, der eine lange Liste von Bedingungen erfüllt.
- Ich fühle mich nicht wohl an einem Arbeitsplatz, der eine lange Liste von Bedingungen nicht erfüllt.
- Ich fühle mich nur unter Menschen wohl, die eine lange Liste von Bedingungen erfüllen.
- Andere stellen zahlreiche Bedingungen auf, die ich erfüllen muss, andernfalls mögen sie mich nicht.
- Andere beachten und mögen mich nur, wenn ich mich selbst verleugne.
- Man wird übersehen, wenn man sich nicht ständig bemerkbar macht.
- Das Leben ist ernst und kein Zuckerlecken.
- Ich mag mich nur, wenn andere mich mögen.
- Meine Kinder sind wichtiger als alles andere.
- Innere Ruhe ist mir eben nicht vergönnt.
- Andere interessieren sich nicht für mich.

Hier kommen die ersten groben Konturen des Herztyps zum Vorschein. Er hat sich lange Zeit dagegen gesträubt, die Emotion Unruhe körperlich zu erfahren. Dieser Widerstand und die Gedanken, die er hervorruft, prägen mit der Zeit die ganze Persönlichkeit.

In der Yang-Phase können Herztypen durchaus nette Menschen sein. Der kalauernde Onkel und die hysterische Tante sind auf Festen oft Stimmungskanonen. Sie halten keinen Augenblick den

Mund und fallen auf. Wenn Sie genau hinsehen, merken Sie, welche Überzeugung ihrem Verhalten zugrunde liegt, denn es steht ihnen fast auf die Stirn geschrieben: „Ich muss lachen, tanzen und Purzelbäume schlagen, damit andere mich mögen."

Aber nicht alle Herztypen spielen den Witzbold. Viele helfen anderen, damit man sie sympathisch findet. Alle Herztypen sind davon überzeugt, dass ihnen Liebe, Freundschaft, Wärme und Unterstützung nicht einfach zufliegen, sondern dass sie dafür arbeiten müssen – andernfalls bekommen sie nichts und bleiben allein.

Auch Sie kennen bestimmt einen Herztyp in Ihrer Umgebung. Er ist die Mutter, die einem längst ausgezogenen Sohn immer noch die Wäsche wäscht. Er ist der Nachbar, der jederzeit beim Umziehen hilft, Ihren Zaun streicht oder Ihre Katze versorgt, wenn Sie im Urlaub sind. Manchmal ist er auch ein aufdringlicher Kollege, der alles von Ihnen wissen will, dessen Interesse aber nicht echt ist. Herztypen können schreckliche Schleimer sein. Sie rechtfertigen ihr Verhalten damit, dass sie nett sein wollen. Sie suchen nach Wärme und Liebe und wollen mit anderen Kontakte knüpfen. Leider glauben sie, dass das nicht von selbst geschieht. Diese Überzeugung entsteht früh im Leben. Kinder tun alles für Zuwendung und Liebe. Das ist ganz natürlich. Sie entwickeln bestimmte Verhaltensmuster, um Liebe zu erlangen, um auf sich aufmerksam zu machen, um Kontakte herzustellen. Es gibt so viele Verhaltensmuster wie Kinder; aber wer davon besessen ist, sympathisch zu wirken, ist ein echter Herztyp.

Natürlich kann diese Strategie erfolgreich sein; aber sie ist unzulänglich. Ein Kind, das brav ist, beim Aufräumen hilft und freiwillig das Auto wäscht, bekommt selbst von kalten, strengen Eltern ein Lob. Das stärkt seine Überzeugung, dass man geliebt wird, wenn man nett ist. Erwachsene haben vergessen, wie diese Hilfsbereitschaft und diese Selbstverleugnung entstanden sind, und halten ein Leben lang an diesem Verhaltensmuster fest: Arbeite, damit andere dich mögen.

Solange noch genug Energie vorhanden ist, solange der Herztyp sich in der Yang-Phase befindet, fällt er vor allem durch Ruhelosigkeit, Hektik, übertriebene Begeisterung oder sogar manisches Verhalten auf. Er redet viel, und man muss ihn im Café oder auf einem Fest immer als Letzten hinausbefördern. Möglicherweise ist er auch sexuell hyperaktiv. Die Folgen seiner Schwatzhaftigkeit und seines Verhaltens interessieren den Herztyp in der Yang-Phase nicht. Darum kann er überaus verantwortungslos sein. Das alles hält er lange durch; doch irgendwann ist die Herzenergie erschöpft, und Probleme sind unvermeidlich. Schlaflosigkeit, Hyperventilation, Herzklopfen, Ängstlichkeit, Nervosität, stark nachlassende Vitalität, labile Emotionen, Stress und schließlich Depressionen säumen den Weg zum Abgrund.

Widerstand gegen Unruhe – die Yin-Phase

Wenn der Energievorrat erschöpft ist, kündigt sich die Yin-Phase an. Eines der ersten Anzeichen ist meist das Gefühl, ausgebrannt zu sein. Es geht oft mit Depressionen einher, bisweilen sogar mit Selbstmordgedanken. Das Leben ist nicht mehr reizvoll, es macht keine Freude mehr. Im Gespräch ist der Herztyp schwermütig, und er hat kein Interesse mehr an Festen. Ein Gefühl der Einsamkeit und Isolation überlagert alles. Der Herztyp fühlt sich ungeliebt und nicht liebenswert.

Der natürliche Widerstand gegen körperliche Probleme ist erloschen, weil die Energie fehlt. Typische funktionelle „Herzbeschwerden" liegen auf der Lauer, vor allem Durchblutungsstörungen, ein plötzlicher starker Vitalitätsverlust, Vergesslichkeit, Konzentrationsstörungen, Labilität, Herzrhythmusstörungen, vegetative Beschwerden und Nervosität. Hyperventilation und Herzklopfen treten häufig auf. Was die Organe und Gewebe anbelangt, sind das Herz, das Blut, der Dünndarm und die Zunge anfällig.

Es gibt zwei Szenarios, in denen der Herztyp scheitert. Im Ersten verlangt die Umgebung mehr von ihm, als er verkraften kann. Im Zweiten sinkt der Lohn für seine Hilfsbereitschaft drastisch. Der Drang, sich selbst zu opfern, bleibt; aber der Strom der Liebe, die er dafür bekommt, versiegt. Ein bekanntes Beispiel sind die Eltern, deren Kinder plötzlich ausziehen und selbständige Menschen werden, die allzu viel Fürsorglichkeit als lästig empfinden.

Herztypen werden dann schnell depressiv. Ihr Selbstwertgefühl war lange Zeit vom Urteil anderer abhängig, und jetzt bekommen sie die Rechung dafür. Ihr Selbstwertgefühl sinkt auf den Nullpunkt, wenn andere nicht (mehr) pfleglich mit ihnen umgehen. Meist geht die Depression mit Gedanken einher wie „Ich bin allein auf der Welt. Niemand mag mich. Ich bin immer allein und unerwünscht."

Merken Sie sich zur Herzenergie

Energie	Herz
Orientierung	Ich und das größere Ganze
Emotion	Unruhe
Glaubenssatz	Ich muss mein Bestes tun, damit andere mich mögen
Yang-Phase	nervös, hektisch, redselig; Konzentrations- und Schlafstörungen
Yin-Phase	Müdigkeit, Depressionen, Mangel an Vitalität und Lebensfreude, Herz- und Kreislaufbeschwerden, Hyperventilation, vegetative Störungen der Organe
Maßnahmen	*Akut:* lachen *Harmonisierung:* ehrlich sein, nein sagen, Spaß haben, verliebt sein, spielen, tanzen, Kontakte knüpfen

8
Kummer und die Lungenenergie
Ich und die sich wandelnde Welt

In der chinesischen Medizin reguliert die Lungenenergie die Anpassungsfähigkeit. Wir atmen die Zukunft ein und die Vergangenheit aus. Wenn Sie diese kosmische Atmung beherrschen, können Sie gut mit Veränderungen umgehen. Das ist eine wichtige Fertigkeit, weil der Wandel die einzige Konstante in unserem Leben ist.

Die Lungenenergie ist eins von fünf großen Energiesystemen, die harmonisch zusammenarbeiten müssen. Ein vollkommenes Gleichgewicht erreicht fast niemand. Meist dominieren eine oder zwei Energieformen auf Kosten der anderen drei oder vier. Eine zu aktive Energie hat anfangs einige angenehme Nebenwirkungen. Zum Beispiel geht eine zu starke Lungenenergie mit Optimismus, Verantwortungsbewusstsein und Einsatzbereitschaft einher. Wie so oft ist auch hier die Stärke zugleich eine Schwäche, denn Übermaß schadet auch dem menschlichen Energiesystem.

Lungenschwäche hat in der chinesischen Medizin nichts mit dem Organ Lunge zu tun, sondern mit der Emotion Kummer. Was ist Kummer aus energetischer Sicht?

Nichts ist statisch, alles bewegt und verändert sich. Manche Veränderungen sind einschneidend, zum Beispiel Arbeitslosigkeit, Scheidung, Konkurs oder der Tod eines Angehörigen. Solche Veränderungen schlagen wie ein Blitz ein. Sie verlieren Ihre Orientierung in Raum und Zeit und haben Ihre Energie nicht mehr im Griff, so dass sie scheinbar zersplittert und pulverisiert wird. Sie steuern nicht mehr, und Ihre Energie hat keine Richtung. Diese Desorientierung erfahren wir als Kummer. Weinen ist eine gute Methode, um Energie wieder zu bündeln. Es hat einen Grund, dass wir weinen: Tränen sind die erste Entladung dieses starken Gefühls der Orientierungslosigkeit.

Menschen mit einer starken Lungenenergie weinen heftig, aber kurz. Sie haben keine Angst vor den intensiven körperlichen Empfindungen, die der Kummer auslöst, und finden es normal, auf solche Ereignisse impulsiv zu reagieren. Darum erholen sie sich ziemlich schnell und setzen ihr Leben fort.

Aber es gibt auch viele Menschen, die auf Kummer anders reagieren. Sie fürchten sich vor den körperlichen Empfindungen, welche die Streuung der Energie mit sich bringt, wollen sie nicht spüren und fliehen aus ihrem Körper. Der Kopf ist der einzige Unterschlupf, wenn die Aufmerksamkeit sich nicht mehr dem Körper zuwenden will. Im Kopf machen sie aus der Emotion Kummer eine ganze Geschichte. Leider können wir Kummer auf der mentalen Ebene nicht überwinden. Wir wälzen die Emotion hin und her, ohne dass sie schwächer wird. Verarbeiten lässt sie sich nur im Körper, wo sie entstanden ist. Menschen, die vor ihrem Kummer fliehen und eine Geschichte aus ihm machen, weinen weiter. Aber das hilft jetzt nicht mehr, denn Weinen ist eine körperliche Reaktion auf ein akutes körperliches Ungleichgewicht. Es soll eine Entladung sein und den Kummer „verbrennen". Wenn Sie wegen einer Geschichte im Kopf weinen, erreichen Sie die gespeicherte Emotion im Körper nicht. Sie können leicht überprüfen, ob Sie weinen, um Kummer auf natürliche Weise zu überwinden oder um auf eine Geschichte zu reagieren. Denken Sie an das schlimme Ereignis, das Ihre Energie so durcheinander gebracht hat. Spüren Sie, wo die Emotion sich im Körper befindet und wie sie sich anfühlt. Atmen Sie ein, fühlen Sie die Emotion. Wenn Sie diese Übung richtig machen und das belastende Ereignis vor mehr als einem Monat geschehen ist, wette ich, dass Sie nicht weinen müssen, sondern die Emotion einfach erfahren können.

Eine starke Lungenenergie sorgt dafür, dass Sie den Schock der Veränderung absorbieren und nach einer schnellen Anpassung Ihr Leben fortsetzen können. In dieser hektischen Zeit liefert die Lungenenergie die notwendigen Stoßdämpfer für den Autoskooter, so dass Sie sich nicht verletzen, wenn es auf dem Rummelplatz einmal ruppig zugeht. Manche Veränderungen sind so gefährlich, dass ein Airbag kein überflüssiger Luxus ist.

Wenn Sie sich gegen die körperliche Erfahrung des Kummers wehren, blockieren Sie die Lungenenergie.

Widerstand gegen Kummer – die Yang-Phase

Kummer ist das Gefühl, das im Körper auftritt, wenn die Lungenenergie gereizt wird. Der Umgang mit dieser Emotion ist gewiss nicht leicht. Zum Glück besitzt der Körper von Natur aus ein Ventil für akute Situationen, nämlich das Weinen. Benutzen Sie dieses Ventil, wenn es notwendig ist, und versuchen Sie ansonsten, die Emotion im Körper zu erfahren, auch wenn es unangenehm sein mag.

Sie leisten Widerstand gegen Kummer, wenn Sie vor diesem unangenehmen Gefühl im Körper fliehen. Das stört die Lungenenergie. Wenn Sie merken, dass Sie Ihren Kummer in den Kopf geleitet haben, helfen Ihnen die Grundübungen im *Arbeitsbuch* in den Körper zurückzukehren.

Um beurteilen zu können, ob Sie ein Lungentyp sind, wollen wir uns nun dessen häufigste Überzeugungen ansehen. Sie haben etwas mit dem „Ich“ und seinen Reaktionen auf Veränderungen zu tun. Es sind die gespeicherten Gedankenmuster, die entstehen, wenn Sie den Kummer jahrelang in Geschichten übersetzen. Diese Muster tragen sehr dazu bei, dass Sie auf die Emotion Kummer fixiert bleiben, und sie verhindern die Rückkehr zum Gleichgewicht. Beispiele für solche hemmenden Überzeugungen sind:

- Ich bin sehr empfindsam.
- Ein Arbeitsplatz, ein Haus usw. sind Gold wert.
- Wirf nie alte Schuhe weg, ehe du neue hast.
- Ich sehe keinen Ausweg mehr.

- Die Zukunft sieht nicht rosig aus.
- Wenn das nur gut geht!
- Wir müssen mit dem zufrieden sein, was wir haben.
- Ändere nie eine erfolgreiche Mannschaft (Taktik).
- Wenn andere es nicht tun, dann tue ich es.
- Wenn ich es nicht tue, geht es ja doch schief.
- Ich muss es wohl tun, weil die anderen es nicht können.
- Ich bin unersetzlich.
- Streit und Konflikte sind beängstigend und unbedingt zu vermeiden.
- Mir wird es nie wieder gut gehen.

Eine lang anhaltende Störung der Lungenenergie führt zu deutlich erkennbaren Persönlichkeitsmerkmalen. Menschen mit schwacher Lungenenergie lassen sich von kleinen Problemen leicht entmutigen. Sie bezeichnen sich selbst als „empfindsam", womit sie ihre Orientierungslosigkeit positiv deuten, indem sie eine gewisse Anteilnahme ausdrücken. Menschen mit schwacher Lungenenergie weinen leicht und oft, wenn andere denken würden: „Nun ja, so schlimm ist das auch wieder nicht." Bei Lungenschwachen darf nichts schiefgehen, sonst fließen Tränen.

Lungenschwache Menschen können Veränderungen schwer verkraften. Sie arbeiten lange für dieselbe Firma, sind ihrem Partner ein Leben lang treu und ziehen selten um. Sie werfen keine alten Kleider weg, tragen ihre Jeans, bis sie ihnen vom Leib fallen, und laufen in schäbigen Schuhen mit abgetretenen Absätzen und Löchern in den Sohlen herum. Wenn sie an ihr Vaterland oder an das Dorf ihrer Geburt oder an ihr Elternhaus denken, werden sie schnell gerührt. Oft spüren sie eine unbestimmte Trauer oder Melancholie. Auch Selbstmitleid ist ihnen vertraut. Sie leiden an einer Art kultiviertem Kummer und scheinen ihn fast zu genießen.

In der Yang-Phase sind Lungentypen weniger anpassungsfähig als zuvor. Andere Menschen und Kulturen finden sie oft „sonderbar“, und sie nehmen Kartoffeln und Erdnussbutter mit, wenn sie in Urlaub fahren. Die Zukunft sehen sie meist nicht rosig. Häufig sehen sie keinen Ausweg mehr oder wissen nicht, „wo das alles hinführen soll“.

Die Lungenenergie symbolisiert „das Wegwerfen des Alten und das Annehmen des Neuen“. Das ist die Symbolik der Atmung: Sie atmen die Zukunft ein und lassen beim Ausatmen die Vergangenheit los.

Wenn Sie die Zukunft nicht in vollen Zügen einatmen und das Vergangene nicht froh und leicht loslassen können, stecken Sie im Hier und Jetzt fest. Veränderungen sind unvermeidlich, aber für Menschen mit schwacher Lungenenergie bedrohlich. Sie versuchen, Veränderungen zu begrenzen, würden sie aber am liebsten verhindern – oder sie weichen ihnen aus. „Stemm dich dagegen“, lautet ihre Devise.

Lungentypen haben auf der bewussten Ebene stets Kummer. Vielleicht reden sie andauernd darüber, oder sie schweigen. Im letzteren Fall leiden sie an einem geheimen, aber großen Kummer, so groß, dass sie nicht darüber reden können. Im ersten Fall kennen sie scheinbar kein anderes Thema. Häufig greift der Lungentyp in der Yang-Phase zu Mitteln, welche die Stimmung aufhellen, zum Beispiel Alkohol, Valium oder sogar Prozac. Oft flüchtet er sich in Routinearbeiten wie Stricken oder Putzen.

Neue Menschen, andere Gewohnheiten, das Ungewöhnliche und Exotische mag er nicht. Es fällt ihm schwer, neue Freunde zu finden. Andererseits ist er der treuste Freund, den man sich vorstellen kann. Er neigt dazu, sich still zurückzuziehen und alte Fotos und Gegenstände von früher zu betrachten.

Widerstand gegen Kummer – die Yin-Phase

Dauert die Fixierung lange, rutscht der Lungentyp in die Yin-Phase. Der in den Kopf verlagerte Kummer hat ihn so zermürbt, dass bloße Willenskraft ihn nicht mehr retten kann. Eine Depression und zwanghafte Beschäftigung mit der Zukunft sind deutliche Anzeichen dafür, dass die Yin-Phase begonnen hat.

Körperlich äußert sich die Lungenschwäche als verringerte Widerstandskraft. Vor allem der Wasserhaushalt gerät durcheinander. Geschwollene Schleimhäute, Atembeschwerden, Hyperventilation, Erkältungen, trockene Haut und trockene Schleimhaut sind einige typische Symptome. Oft wird auch die Stimme schwächer.

Langfristig blockierte Lungenenergie führt zu Infektionen der Schleimhäute und der Haut sowie zu Abwehrschwäche. Sie leiden ständig an Erkältung, Halsentzündung, Mittelohrentzündung, Nebenhöhlenentzündung, Bronchitis oder Lungenentzündung.

Die Lungenenergie ist für unsere körperlichen Grenzen verantwortlich; das heißt, sie schirmt uns von der Außenwelt ab. Deshalb ist sie auch für die Haut und die Schleimhäute zuständig, und darum gelten deren Krankheiten in der chinesischen Heilkunde als Lungenstörungen. Ekzeme und Entzündungen des Magen-Darm-Kanals und der Atemwege sind bekannte „Lungenkrankheiten".

Merken Sie sich zur Lungenenergie

Energie	Lunge
Orientierung	Ich und die sich wandelnde Welt
Emotion	Kummer
Glaubenssatz	Ich bin verantwortlich
Yang-Phase	Veränderungen sind schwer zu verkraften und verwirrend
Yin-Phase	müde und depressiv, von der Zukunft besessen; Abwehrschwäche; Krankheiten der Luftwege, des Darmes, der Schleimhäute und der Haut

Maßnahmen	*Akut:* weinen *Harmonisierung:* Tapferkeit üben; ja sagen; für die eigene Wahrheit eintreten; sich ablenken; sich auf das Jetzt konzentrieren

Die fünf Energiesysteme im Vergleich

	Nierenenergie	*Milzenergie*
Energie	Niere	Milz
Orientierung	Ich und meine Fahrzeuge	Ich und der andere
Emotion	Angst	Grübeln
Glaubenssatz	Die Welt ist unsicher	Die Vergangenheit hat mich geformt
Yang-Phase	kälteempfindlich, stur, egozentrisch, materialistisch, zurückgezogen, introvertiert	nörglerisch, grüblerisch; Wiederkäuen und nicht loslassen; kleinkariert denken; pedantisch, konservativ; schnell denken
Yin-Phase	müde und depressiv mit ängstlichem Unterton; Krankheiten des Skeletts, der Gelenke, des Nervensystems, der Ohren, der Blase und der Nieren; Gleichgewichtsstörungen; sexuelle Störungen; chronische Krankheiten	müde, depressiv; von der Vergangenheit besessen; Krankheiten des Magen-Darm-Kanals und der Blutgefäße; Schleim- und Eiterbildung; klebrige und zähe Ausscheidungen; Störungen des Zuckerstoffwechsels; träge und dick
Maßnahmen	*Akut:* seufzen und stöhnen	*Akut:* singen
	Harmonisierung: Vertrauen stärken, für andere da sein, erden, konkretisieren, kurzfristige Ziele setzen und sich belohnen	*Harmonisierung:* offen sein; aus dem Kopf in den Körper gehen; Innenschau, Kontemplation, Aufräumen

Leberenergie	*Herzenergie*	*Lungenenergie*
Leber	Herz	Lunge
Ich und die Gruppe	Ich und das größere Ganze	Ich und die sich wandelnde Welt
Wut	Unruhe	Kummer
Ich muss mich anpassen	Ich muss mein Bestes tun, damit andere mich mögen	Ich bin verantwortlich
sich abgewiesen fühlen; nörgeln; starkes Gruppenbewusstsein; sich gegen andere abgrenzen; Aggressivität; Schuld und Buße	nervös, hektisch, redselig; Konzentrations- und Schlafstörungen	Veränderungen sind schwer zu verkraften und verwirrend
Müdigkeit, Depressionen, Unzufriedenheit; Krankheiten der Leber, der Gallenblase, des Magens, der Augen, der Muskeln, der Sehnen und Nerven; Krämpfe der glatten und quergestreiften Muskeln, Blutgefäße und röhrenförmige Strukturen; Koliken, Bluthochdruck	Müdigkeit, Depressionen, Mangel an Vitalität und Lebensfreude, Herz- und Kreislaufbeschwerden, Hyperventilation, vegetative Störungen der Organe	müde und depressiv, von der Zukunft besessen; Abwehrschwäche; Krankheiten der Luftwege, des Darmes, der Schleimhäute und der Haut
Akut: schreien	*Akut:* lachen	*Akut:* weinen
Harmonisierung: freundlich sein, Unordnung tolerieren, sich bewegen, reden	*Harmonisierung:* ehrlich sein, nein sagen, Spaß haben, verliebt sein, spielen, tanzen, Kontakte knüpfen	*Harmonisierung:* Tapferkeit üben; ja sagen; für die eigene Wahrheit eintreten; sich ablenken; sich auf das Jetzt konzentrieren

9

Über die Emotionen hinaus

Weisheit und Glück

Wenn alle (Hyper-)Fixierungen überwunden sind und die fünf großen Energiesysteme harmonisch arbeiten, fließen Sie wieder. Sie sind im Gleichgewicht und gesund. Das ist viel wert; aber der wahre Gewinn ist noch verborgen wie ein Topf voller Gold am Ende eines Regenbogens. Der Topf enthält zwei Arten von Gold: Weisheit und Glück. Wenn Sie mit allen fünf Emotionen richtig umgehen und im Körper kein systematischer Widerstand mehr zu spüren ist, sind die notwendigen Voraussetzungen für Weisheit und Glück vorhanden. Der Regenbogen zeichnet sich deutlich in der Luft ab. Sie wissen, wo Sie den Topf voller Gold suchen müssen. Leider gibt es (noch) keine Garantie dafür, dass Sie ihn finden; denn fließende Herz-, Nieren-, Lungen-, Leber- und Milzenergie ist zwar eine notwendige, aber keine hinreichende Voraussetzung dafür.

Ohne emotionales Gleichgewicht bleiben Ihnen Weisheit und Glück verwehrt; aber emotionales Gleichgewicht alleine genügt nicht. In der chinesischen Medizin ist alles Energie, also auch Weisheit und Glück. Beide gelten als energetische Produkte, die entstehen, wenn wir Energie aus den fünf „Organgeistern“ Niere, Milz, Leber, Herz und Lunge umwandeln. Das System „macht“ Glück und Weisheit aus der reinen, starken Energie, die ein harmonisches System erzeugt.

Wenn die fünf Organgeister gesund sind, kann der „Kristall“ aus ihnen Weisheit erzeugen. Der Kristall oder die „Kristallkammer“ ist ein Energiezentrum wie die anderen Organgeister, jedoch auf einer höheren Ebene. Dieser Kristall ist auf die Energie aus den anderen Systemen angewiesen. Wenn er genügend Energie erhält, schenkt er uns klaren Verstand, Weisheit und Erleuchtung.

Und wenn die fünf Organgeister und der Kristall harmonisch arbeiten, wird die Energie in der „Krone“ umgewandelt, und das Endprodukt ist Glück.

In der Kybernetik gibt es ein eisernes Gesetz: Die Qualität der Daten, die Sie eingeben, bestimmt die Qualität der Ergebnisse. Das meint die englische Redensart *garbage in, garbage out* („Müll rein, Müll raus“). Für die Energiesysteme gilt genau das Gleiche. Wenn die „niedrigeren“ Systeme gestört sind und unreine Energie nach oben leiten, ist auch das Produkt des Kristalls von geringerer Qualität. Wir denken zwar, aber uns fehlen Weisheit und klare Einsicht.

Glück entsteht in der Krone. Auch dafür brauchen wir Energie. Je reiner diese Energie ist, die aus dem Kristall in die Krone fließt, desto glücklicher sind wir. Interessant an der taoistischen Philosophie ist, dass ohne Weisheit kein Glück möglich ist. Offenbar können wir nur dann wirklich glücklich sein, wenn wir eine gewisse Weisheit erlangt haben.

Das Energiesystem gleicht kommunizierenden Röhren. Die Energie fließt aus der Niere, Milz, Leber und Lunge ins Herz, von dort in den Kristall und schließlich in die Krone. Wir müssen also zuerst die „Gefäße“ Niere, Milz, Leber und Lunge füllen. Sie dürfen keine Energie verlieren, indem sie Widerstand leisten; sonst werden die Gefäße nie voll, und die Energie fließt nicht. Wenn diese vier Gefäße gefüllt sind, laufen sie über. Das Herz fängt die überlaufende Energie auf und füllt sich mit dem Gemisch. Dieses Gemisch muss ausgewogen sein. Wenn nur drei der vier elementaren Energiearten ins Herz fließen, ist die Alchemie minderwertig. Das Herz braucht alle vier Energiearten in möglichst reiner Form. Sobald auch das Herz gefüllt ist (und wenn auch auf dieser Ebene kein Widerstand geleistet wird), läuft es ebenfalls über. Jetzt kann sich der Kristall füllen und seinen Überfluss an die Krone abgeben.

Ein anderes häufig benutztes Bild, das den Energiehaushalt illustriert, ist der Baum. Die Wurzeln sind die vier grundlegenden

Energiesysteme Niere, Milz, Leber und Lunge. Diese Wurzeln sorgen für das Wachstum des Stammes, der das Herz symbolisiert. Oben im Stamm bilden sich Blätter und Blüten (Weisheit). Das Glück ist die Frucht, die in der Krone das Licht sieht.

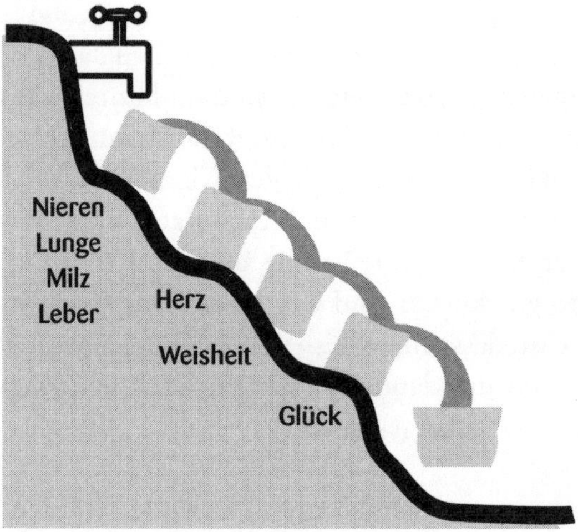

Diese Grafik eignet sich gut für die Kontemplation. „Ich und meine Fahrzeuge", „Ich und der andere", „Ich und die Gruppe" sowie „Ich als Teil einer sich wandelnden Welt" sind die Grundbedürfnisse, die Fundamente, in denen wir wurzeln müssen, damit wir uns entwickeln können. Ohne gesunden Wurzelstock entsteht kein starker, energiereicher Baum. Das heißt, wir müssen zuerst lernen, die Emotionen Angst, Wut, Grübeln und Kummer im Körper zu verarbeiten und uns nicht gegen sie zu wehren. Erst dann können wir Wurzeln schlagen und etwas zum Blühen bringen.

Wenn das Fundament gelegt ist, dann ist das Herz der Führer, die Bewusstseinsschleuse. „Ich als Teil des großen Ganzen" ist das verbindende Element. Sich öffnen, sich mit der Schöpfung verbinden, die Einheit erfahren – das sind Aspekte des Herzens. Das Herz führt unsere tiefen menschlichen Sehnsüchte und unsere

Fähigkeit, Glück und Weisheit zu erlangen, als Vermittler zusammen. Widerstand gegen die Emotion Unruhe ist die größte Bedrohung für das Herz. Wenn Sie aus der Unruhe einen Zustand im Kopf machen, schaden Sie dem Baum, so dass sich keine Blätter, Blumen und Früchte bilden.

„Ein Narr sieht nicht denselben Baum wie ein Weiser.“
– William Blake

Auch wenn die Wurzeln, der Stamm und die Blätter gesund und vital sind, sind Blüten und Früchte nicht garantiert. Obwohl die Krone und der Kristall nicht von Emotionen geplagt werden, gibt es auch auf dieser Ebene Fallstricke. Selbst wenn Stamm und Wurzeln gesund sind und der Kristall ausreichend mit reiner

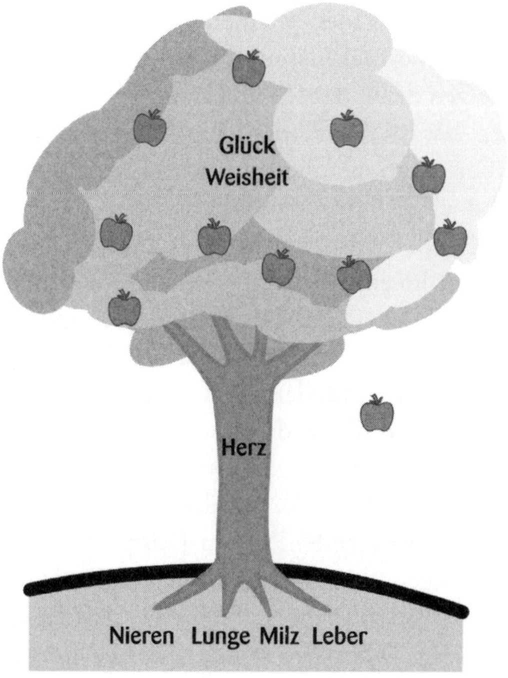

Energie gefüllt wird, kann noch etwas schiefgehen, wenn wir falsch denken. Falsches Denken kann die gleichen Folgen haben wie eine fixierte Emotion. Um die süße Glücksfrucht zu genießen, müssen wir zuerst die Blüte der Weisheit wachsen lassen.

Weisheit

Wie bei der Besprechung der Emotionen fragen wir auch hier zuerst, wie die harmonische Situation aussieht. Vorher müssen wir aber wissen, welche tiefe Sehnsucht in den Kristall fließt. Danach wollen wir untersuchen, wie ein weiser Mensch beschaffen ist. Zum Schluss überlegen wir, was den Kristall bedrohen und die Funktion der Krone stören kann. Wenn Sie solche Störungen beseitigen müssen, finden Sie im *Arbeitsbuch* geeignete Übungen.

Der Kristall, der an keine Emotion gebunden ist, dient dem zutiefst menschlichen Verlangen, sich als „Idee", als „Konzept" zu sehen. Das „Ich als Idee" ist der Wert, der den Kristall füllen kann. Mit dem „Ich als Idee" meinen wir das Ich als Standpunkt, von dem aus wir wahrnehmen und bewusst sind. Die Menschen im Westen neigen dazu, das Ich als Ding zu betrachten, als etwas Feststehendes, etwas Unveränderliches. Aber wir können das Ich auch anders verstehen, nämlich als Prozess, als Fluss, der nie derselbe ist und doch als Fluss erkennbar bleibt.

Ein gut fließender Kristall sorgt dafür, dass Sie beweglich bleiben, was Ihre Ich-Ideen anbelangt. Das ist der Kern der Weisheit. Dann können Sie von einem Wahrnehmungspunkt zum anderen umschalten. Einmal betrachten Sie die Welt vom Körper aus, ein andermal vom Denken aus, dann von der Leere, vom Standpunkt eines anderen oder vom Wandel aus. Kurz gesagt: Sie verbinden sich nicht starr mit einer einzigen von vielen Möglichkeiten, sondern nehmen sich die Freiheit, mit der Ich-Idee zu spielen.

Fixierte Emotionen finden Sie im Kristall wieder. Wenn das Nierensystem wegen eines falschen Umgangs mit der Emotion Angst gestört und geschwächt ist, bleibt das „Ich als Idee" auf den Körper beschränkt. Wenn Sie mit den vier elementaren Emotionen richtig umgehen, aber die Unruhe des Herzens verdrängen, erscheint diese im Kristall als „Ich bin ein Rädchen im großen Ganzen". Unsere Vorstellung vom Ich ist ein Hinweis auf unsere emotionalen Fixierungen.

Weisheit beginnt, wenn wir frei vom Identifizierungsdruck sind. Sie wählen Ihren Standpunkt aus freiem Willen, und es steht Ihnen frei, Ihren Standpunkt zu ändern. Sie haben zwar eine Persönlichkeit – oft eine sehr starke –, sind aber nicht ihr Sklave. Entspannt und beweglich erfahren und betrachten Sie die Welt. Sie sehen die Kehrseite des Rechts sofort, weil Sie mühelos Ihren Standpunkt wechseln und somit hinter die Dinge schauen können.

Carlos Castanedas Zauberer beschreibt einen Weisen als „Mann des Wissens, der geistige Modelle hat wie jeder andere. Der Unterschied ist, dass ein Weiser seine geistigen Modelle selbst wählt." Mit anderen Worten: Normale Sterbliche nehmen zufällige Standpunkte ein und klammern sich an ihnen fest, während der Weise seinen Standpunkt bewusst wählt.

Als Besitzer eines schönen Kristalls haben Sie natürlich auch ein Ich, aber es ist viel besser zu steuern, es ist leichter und freier als das Ich der meisten anderen Menschen. Sie können gut über sich selbst nachdenken und in Ihre Psychodynamik blicken: Sie begreifen, wie die einzelnen Teile zusammenwirken und wo die Knöpfe und Hebel sich befinden. Da Sie sich selbst so gut verstehen, verstehen Sie ähnliche Vorgänge auch bei anderen. Die Menschen fürchten sich ein wenig vor Ihnen, weil sie das unangenehme Gefühl haben, dass Sie sie durchschauen.

Weise sind dünn gesät. Wie viele Menschen kennen Sie, die sich im Hier und Jetzt entspannen? Die meisten Menschen sind damit beschäftigt, die Vergangenheit wiederzukäuen und die Zukunft zu planen. Sie haben auf der Raum-Zeit-Achse Anker geworfen. Der Weise surft auf der Brandung des Augenblicks, unbelastet von Vergangenheit und Zukunft. Dadurch spart er eine Menge

Energie, die andere vergeuden, weil sie sich ständig Sorgen um den Anker machen – denn weil die Zeit fortschreitet, müssen sie den Anker immer wieder lichten und neu auswerfen, und das ist ein Fulltimejob.

Die Energie, die der Weise übrig hat, kann er nutzen, um mit Standpunkten zu spielen. Auch daran können Sie einen Weisen immer erkennen: Er ist verspielt und heiter. In vielen Kulturen ist der Gott der Weisheit zugleich der Gott der Dichtkunst oder der Musik oder des Tanzes. Denken Sie an den ägyptischen Toth (Weisheit und Musik), den indischen Ganesch (Weisheit und Literatur) oder, uns näher, den germanischen Odin (Weisheit und Dichtung).

Weise geraten auch nicht schnell aus dem Gleichgewicht, wenn etwas Unerwartetes geschieht. Es berührt sie durchaus, denn sie sind ja nicht kalt; aber sie machen daraus kein Drama, sondern schreiben darüber ein Gedicht oder ein Lied. Die Welt gefällt ihnen so, wie sie ist, weil sie begreifen, wie alles zusammenhängt. Darum wollen sie nicht alles umbauen.

Aber sie wollen auch nicht alles verstehen und in Schubladen stecken. Da sie nicht krampfhaft auf der Suche nach Einsicht sind, fällt sie ihnen von selbst zu. Weise verstehen mehr als andere Menschen; aber sie drängen ihre Einsichten niemandem auf. Dennoch gehören sie zu den Menschen, denen Sie jederzeit Ihr ganzes Hab und Gut anvertrauen würden, weil Ihre Intuition Ihnen sagt, dass Sie ihnen vertrauen können.

Jetzt haben Sie gewiss eine Vorstellung davon, was Weisheit ist. Es gibt drei völlig verschiedene Möglichkeiten, die natürliche Weisheit, die jeder Mensch ansatzweise besitzt, zu stören.

Die wichtigste Ursache für Blockaden haben wir schon kennengelernt: In den Kristall fließt zu wenig Energie, oder die Energie ist unrein. Das ist der häufigste Grund für einen Mangel an Weisheit. Sowohl die Qualität als auch die Quantität der Energie hängt vom richtigen Umgang mit den fünf großen Emotionen ab. Wo Weisheit fehlt, finden wir Widerstand.

Die zweite Ursache für eine gestörte Funktion des Kristalls ist eine Bedrohung des „Ichs als Idee". Trotz eines optimalen Umgangs mit den Emotionen kann der Kristall seine Aufgabe nicht erfüllen, wenn dieses fundamentale Bedürfnis unbefriedigt bleibt. Das „Ich als Idee" kann schon in früher Jugend Schaden nehmen, zum Beispiel wenn Eltern und Erzieher versuchen, ein Kind in eine Ich-Zwangsjacke zu stecken. Die Umgebung spricht das Kind dann ständig auf die erwünschten Persönlichkeitsmerkmale an und weist andere zurück. Ein Beispiel dafür ist die „männliche Rolle", die Jungen häufig aufgezwungen wird: „He, Jungs weinen doch nicht! Du bist doch kein Mädchen (kein Waschlappen)." Es ist schwer, diesem äußeren Druck zu widerstehen. So verliert das Kind seine Freiheit, mit unterschiedlichen Standpunkten zu experimentieren. Für ein Kind gibt es viele Möglichkeiten, auf diesen Druck zu reagieren, und alle gehen mit Widerstand einher. Das „Ich" kann keine Idee mehr sein, sondern wird zu einem harten, eingekapselten, feststehenden, unbeugsamen Ding. Die Folge ist immer die Gleiche: Weisheit kann nicht blühen.

Hemmende Überzeugungen sind die dritte Ursache für mangelnde Weisheit. Das Denken wird fast zu einer selbständigen, vollwertigen Emotion. Im Buddhismus ist das Denken eine der stärksten und gefährlichsten Begierden. Menschen wollen denken, ordnen, mentale Strukturen aufbauen, intellektuelle Reize erfahren. Dabei können sich Muster bilden, die denen auf der emotionalen Ebene gleichen. Unerschütterliche Überzeugungen sind die Folge. Meist entstehen solche hemmenden Überzeugungen, wenn das „Ich als Idee" bedroht ist, genau wie bei den Emotionen. Denken Sie an den Kristall, durch den ungehindert Energie fließt; dann können Sie sich vorstellen, welche Überzeugungen hemmend wirken. Die Grundüberzeugung lautet: Das Leben ist schwierig. Davon abgeleitet sind unter anderem folgende Überzeugungen:

- Das Leben ist kein Spiel.
- Ich bin … (tragen Sie eine Ich-Rolle ein: Mutter, Zahnarzt, ein Schwächling, ein Narr usw.).
- So bin ich immer gewesen, und so werde ich bleiben.
- Theoretisch ist die Welt begreifbar (aber nur für den Verstand).
- Theoretisch ist die Welt begreifbar (aber nur für Gefühle).
- Man muss die Wirklichkeit zuerst verstehen, ehe man sie ändern kann.
- Wir müssen die Welt verstehen und ändern.
- Je mehr du weißt, desto besser bist du.
- Es ist wichtig, Recht zu haben und zu bekommen.
- Wer weise ist, hat zu allem eine Meinung.
- Leidenschaft bedeutet, seine Meinung mit Feuer und Schwert verteidigen.
- Beständigkeit ist eine Tugend.
- Das Chaos muss geordnet werden.
- Man kann den Dingen nicht ihren Lauf lassen.

Es würde zu weit führen, daraus ein umfassendes Charakterbild zu zeichnen, obwohl das durchaus möglich wäre. Der typische konservative Professor ist ein gutes Beispiel. „Ich bin ein Gelehrter", ist die Identität, in der er gefangen ist und in der alle genannten hemmenden Überzeugungen verankert sind. Er kann freundlich, hilfsbereit und sanftmütig sein. Aber Dummheit bringt ihn auf die Palme. Er beurteilt Menschen danach, ob sie komplizierten Überlegungen folgen können. Das heißt, er verwechselt Wissen mit Weisheit.

Allerdings finden wir solche „Unweisen" überall. Es sind Menschen, die sich recht wohl fühlen, denen es aber an Weisheit fehlt. Man erkennt sie daran, dass sie entweder gerne denken (das Gehirn ist eine Art Sinnesorgan, das gereizt und befriedigt werden will) oder selbst die einfachsten Dinge komplizieren. Ihre Grundüberzeugung lautet: Das Leben ist schwierig.

Seit vielen Jahren studiere ich die verwickelten Ideen, die Menschen aushecken. Als Akupunkteur bin ich dafür in einer günstigen Position, denn die Akupunktur bewirkt, dass der Patient sich für kürzere oder längere Zeit im Hier und Jetzt entspannen kann. Dann haben die subtilen Energiesysteme die Möglichkeit, sich neu zu ordnen und Blockaden zu beseitigen, so dass die Beschwerden letztlich abklingen. Darum sehe ich immer wieder Patienten an einem neutralen Nullpunkt: Alles ist gut, so wie es ist; nichts muss verstanden oder verändert werden; Vergangenheit und Zukunft existieren nicht. Wenn die Systeme ernstlich gestört sind, sind solche Momente sehr kurz, oder sie treten gar nicht auf. In solchen Fällen ist der Patient sich der Qualitäten des Augenblicks kaum bewusst.

Aber mir begegnen auch immer wieder ausgewogenere Menschen mit kleinen Blockaden, die sofort merken, dass die Therapie mit Nadeln sie in einen besonderen Bewusstseinszustand versetzt. „Nanu“, sagen sie, „ich fühle mich auf einmal ...“ Dann folgt eine Beschreibung, wie ich sie oben gegeben habe. Manche genießen diesen neuen Zustand eine Weile, und manchmal nehmen sie ihn als willkommenes Geschenk mit nach Hause.

Aber meist kommen schon nach einer Minute die Einwände. Dann beginnt das „Ja, aber ...“ Und schon machen sie das Leben wieder kompliziert. Im Laufe der Jahre habe ich die fünf wichtigsten Einstellungen „komplizierter“ Menschen identifiziert. Es sind sowohl Überzeugungen als auch beliebte Ausdrucksformen der Ur-Überzeugung:

1. „Das ist zu einfach.“ Augenblicke der Weisheit verwehen, wenn Sie nicht eingestehen wollen, dass das Leben einfach ist. In Augenblicken oder sogar Phasen der Klarheit ist es bisweilen nicht einfach, mit dieser Einsicht zu leben. Darum stören die Menschen die Einfachheit, natürlich mit Argumenten wie: „Es gibt so viel Elend auf der Welt. Darum ist das Leben feindselig, und ich muss gut aufpassen und mich zurückziehen.“

Dies ist das Ende der Klarheit. Das offene Bewusstsein wird verrammelt, Sie ziehen sich in die Isolation zurück, lassen nicht zu viel eindringen. Es fließt mehr Energie hinaus als hinein. Letztlich laufen Sie weg. Sie fühlen sich einsam, verlassen und unverstanden. Sie werden egozentrisch und kalt und kommunizieren hauptsächlich auf der mentalen Ebene. Wahnbilder und Wahnsysteme sind logisch aufgebaut und mit vernünftigen Argumenten durchzogen. Diese Einstellung ähnelt dem Verfolgungswahn.

2. „Das ist zu schwierig." Auch mit dieser Einstellung wehren sich Menschen gegen klare Einsichten. Sie machen alles schwieriger, als es ist. Dieser Haltung liegt eine ganz andere Überzeugung zugrunde: „Egotrips sind nicht erlaubt. Echte spirituelle Erleuchtung ist spektakulär. Was ich in Augenblicken der Klarheit erfahre, hat zu wenig Glamour. Das Leben ist göttlich. Alles ist miteinander verbunden; aber warum erfahre ich diese Einheit nicht?" Die Folge ist, dass Sie zu offen sind. Vieles fließt noch herein; aber Sie können es nicht loslassen. So nehmen Sie mehr auf, als Sie abgeben. Schließlich blasen Sie sich auf und sind verwirrt, was Ihre Gefühle und Ihre Kommunikation anbelangt. Sie messen zufälligen Ereignissen zu viel Bedeutung bei. Wahnbilder sind oft emotional gefärbt und basieren auf einem vagen Gefühl. Diese Einstellung lässt uns an Schizophrenie denken.

3. „Das ist mir zu nah." Augenblicke der Klarheit können uns verwirren, erst recht, wenn sie unerwartet auftreten. Auf einmal sind Sie Ihr Ich los. Darum suchen Sie nach einem komplizierten Ausweg. Sie sagen: „Diese Klarheit ist schön; aber jetzt ist alles so nah. Wo sind meine Filter, wo ist mein Schutzschirm?" Dahinter steckt die Überzeugung, dass das Leben überwältigend ist, wie das Trinken aus einem Feuerwehrschlauch. Leichte Manie, Schwindel, übersprudelnde Energie, die jeden Moment

versiegen kann, und schlechte Erdung sind typisch bei Menschen mit dieser Einstellung. Sie sind sprunghaft, haben immer wieder neue Ideen, setzen aber nichts in die Tat um.

4. „Das ist zu weit weg.“ Augenblicke der Einsicht gehen mit dieser Einstellung schnell vorüber. Sie wollen sie nicht, können sie nicht zulassen, weil Sie sich nicht vorstellen können, dass sie „einfach so“ kommt. Die dieser Haltung zugrunde liegende Überzeugung lautet: „Ich muss arbeiten, um die Erleuchtung und die Erlösung zu erlangen.“ Das Leben ist schwer und mühsam, als wäre überall eine Bremse eingebaut. Wenn Sie diese Einstellung hegen, neigen Sie zu Depressionen und Trägheit. So geraten Sie in einen heimtückischen Kreislauf, in dem jedes Problem neue Probleme verursacht. Diese Einstellung mindert die Lebensfreude und tötet jede Begeisterung.

5. „Das bin nicht ich. Ich kenne mich, und was ich jetzt als Klarheit erfahre, ist neu und passt nicht zu mir. Darum kann ich es nicht ernst nehmen.“ Die dieser Einstellung zugrunde liegende Überzeugung lautet: „Das Leben wird von der Vergangenheit bestimmt.“ Diese Haltung macht Sie zum Gefangenen der Zeit. Deepak Chopra hat es schön formuliert: Persönlichkeit entsteht, wenn die Gegenwart mit der Vergangenheit vereinigt und in die Zukunft projiziert wird. Diese Einstellung fesselt Sie noch mehr als die anderen an Ihre Persönlichkeit, und das ist sozusagen ein Merkmal der Unweisheit.

Die beste Überzeugung, die Sie haben können und die meiner Meinung nach alle diese falschen Einstellungen überwinden kann, lautet: „Das Leben ist einfach, und alles ist gut, so wie es ist.“

Sie müssen Einfachheit und Weisheit zulassen. Beide sind etwas ganz Natürliches. Sie brauchen sie nur mit ausreichender Energie zu versorgen und dann in Ruhe zu lassen. Und vor allem müssen Sie komplizierte Einwände und Überzeugungen ablegen, die niemandem helfen.

Das *Arbeitsbuch* enthält einige Übungen, die Ihnen helfen, Energie im Kristall in Weisheit umzuwandeln. Aber beginnen Sie damit erst, wenn die Grundvoraussetzung erfüllt ist, also wenn genügend reine Energie aus den fünf großen Energiesystemen in den Kristall fließt. Der erste Schritt besteht folglich darin, sich nicht mehr gegen die fünf großen Emotionen zu wehren. Fangen Sie also mit den Übungen an, die dafür bestimmt sind.

Glück

Gesundheit und Weisheit liegen jetzt fast in Reichweite. Der große Preis ist nur noch einen kleinen Schritt entfernt. Wir alle wollen glücklich sein. Das ist unser tiefster Wunsch, dem all unser Tun und Lassen gilt, so unbeholfen es auch sein mag.

Jetzt, wo Sie die Weisheit gepachtet haben, wissen Sie zumindest, wovon Sie *nicht* glücklich werden. Als Baby glaubten Sie: „Wenn ich ein Leben lang an der Mutterbrust saugen darf, bleibe ich glücklich." Später, im Kindergarten, dachten Sie: „Sobald ich in die Schule komme, bin ich groß, und das macht mich bestimmt glücklich." Die nächste Sprosse der Leiter war die höhere Schule. Dann haben Sie selbst Geld verdient oder ein Haus gebaut. Sie haben Karriere gemacht und Kinder bekommen. Reisen, Sport, Lesen und Fortbildung auf vielen Gebieten kamen hinzu.

Weisheit kommt mit den Jahren, sagt man. Das ist teilweise wahr, weil alle Versuche, das Glück zu kaufen, scheiterten. Ihre Strategie – „Beseitige, was nicht klappt" – hat Ihnen also die Einsicht vermittelt, dass Sie das Glück nicht in der äußeren Welt finden. Sie haben immer die falsche Frage gestellt: „Was muss ich tun, um glücklich zu werden? Was brauche ich, um das Glück zu finden? Wo muss ich suchen?" Die Antwort ist erschreckend einfach: Das Glück ist schon da. Sie brauchen nichts zu tun. Sie brauchen es nur zuzulassen.

Was ist Glück? Welche tiefe Sehnsucht wird in der Krone erfüllt? Was geschieht, wenn das Glück bedroht ist? Sind noch mehr Hindernisse denkbar? Welche Voraussetzungen müssen erfüllt sein?

Wie sieht ein glücklicher Mensch aus? Welche Übungen helfen Ihnen?

In der chinesischen Heilkunst ist Glück wie die Weisheit eine Energie. Wenn alle Energiesysteme gesund sind, so dass genügend Energie fließt, reift das Glück ganz von selbst. Das Energiezentrum, in dem die Frucht wächst, ist die Krone. Die tiefe menschliche Sehnsucht, die dort erfüllt wird, ist das „Ich als Seele".

Sie werden als Seele in einem menschlichen Körper geboren. Solange Sie sich dessen bewusst sind, sind Sie glücklich. Erst wenn diese Erkenntnis unter dem Druck der Lebenserfahrungen schwindet, löst sich das Glücksgefühl auf. Wer ein Kind großgezogen hat, versteht, wie das geschieht. Die Glückseligkeit, die Neugeborene aus der Gebärmutter mitbringen, bekommt durch die Geburt einen starken Dämpfer. Aber anfangs bleibt noch genug davon übrig, so dass die Eltern darüber staunen und sich daran ergötzen können.

Später lernt das Kind, die Eindrücke seiner Sinnesorgane zu registrieren und zu verstehen, und die Glückseligkeit macht langsam, aber sicher dem Ich Platz. Das ist eine gesunde Entwicklung, die wir keinesfalls stören dürfen. Ein Kind muss ein starkes, gesundes Ich aufbauen, denn es braucht dieses Fahrzeug neben seinem Körper, um als Mensch leben zu können. Das Seelenbewusstsein verschwindet nicht, sondern zieht sich in den Hintergrund zurück, solange die Sinnesorgane alle Aufmerksamkeit beanspruchen. Kluge und glückliche Eltern lassen es zu, dass ihr Kind sich frei entfaltet. Ohne allzu viel Lenkung vertrauen sie dem Prozess und sind mit seinem Ergebnis zufrieden. Eltern haben die Aufgabe, für ein sicheres Umfeld zu sorgen, in dem das Kind genügend Raum hat, um sich in Freiheit zu entwickeln. Jemand hat einmal treffend gesagt: „Du lässt die Blume nicht wachsen; du sorgst nur für das richtige Milieu."

Wie eine günstige Umgebung für ein Kind aussieht, haben wir bei den einzelnen Emotionen bereits kurz behandelt. Es läuft darauf hinaus, dass die Eltern erkennen, welche tiefen Bedürfnisse ihr Kind hat, damit sie ihm entgegenkommen können oder ihm zumindest nicht (unabsichtlich) schaden. Das ist der erste Schritt zum dauerhaften Glück des Kindes.

Der zweite Schritt besteht darin, das Kind, dessen Ich voll ausgebildet ist, freizulassen, damit es verschiedene Standpunkte kennenlernt. Stecken Sie ein Kind nie in ein straffes Korsett der einen oder anderen Identität, und verlangen Sie keine Beständigkeit von ihm. Freuen Sie sich, wenn es ausgelassen und geistig beweglich ist, wenn es keine starren Meinungen und Überzeugungen entwickelt. Verlangen Sie kein geordnetes Denken, und strahlen Sie vor allem Vertrauen in eine einfache Welt aus, ein Vertrauen, das Sie auch Ihrem Kind wünschen.

Dann wird das tatendurstige und kluge Kind von selbst glücklich, einfach deshalb, weil es aus den Wurzeln ausreichend ernährt wird und weil es nicht in starren Kategorien denkt. Aber es gibt immer noch eine Gefahr für Ihr Glück: Identitätssucht.

Wenn das „Ich als Seele" bedroht ist, sind Sie nicht mehr zufrieden im „heiligen Geist" (oder in Gott, in der Leere, in der Quelle usw.) verwurzelt. Das geschieht vor allem dann, wenn Sie oder andere die Frage „Wer bin ich?" zu einem Problem erheben. Sobald das „Ich bin, der ich bin" keine befriedigende Antwort mehr ist, entsteht Reibung. Diese erzeugt Widerstand, der meist eine Suche nach Identität auslöst. Identitätssucht ist ein Zeichen für eine gestörte Krone.

Der Rest der Geschichte gleicht der des Kristalls. Die hemmenden Überzeugungen variieren von „Man muss für sein Glück arbeiten" bis „Das Leben ist ein Drama" nebst allen Varianten dieses Themas. Aufgrund ihres Charakters sind die „Kronegestörten" die *feel-good junkies* dieser Welt. Sie machen ihr Glück davon abhängig, dass sie sich gut fühlen. Es sind Menschen, die immer Sport treiben, einkaufen, meditieren, reisen oder eine Diät machen.

Da sie ständig auf der Suche sind (nach Dingen, die ein Wohlgefühl auslösen), verpassen sie das Glück im Hier und Jetzt, das vor ihrer Nase liegt. Jede Bedingung, die Sie dem Glück stellen, hält es von Ihnen fern. Es ist bereits da, ohne Bedingungen, und Sie können es ergreifen, wenn Sie es zulassen. Wenn Vertrauen das Zauberwort für Weisheit ist, dann ist Zufriedenheit die magische Formel für Glück.

Natürlich gibt es noch weniger glückliche als weise Menschen, denn ohne Weisheit ist kein Glück möglich. Aber Weisheit allein reicht nicht. Dennoch gibt es glückliche Menschen. Sie sind leichter zu erkennen als weise. Für Weisheit brauchen Sie eine Antenne, während Glück sofort erkennbar ist. Glückliche Menschen strahlen. Ihre Augen sind wie bei den Weisen hell; aber sie strahlen vom Kopf bis zu den Zehen. Denken Sie an die Ausstrahlung verliebter Menschen. So etwa strahlen dauerhaft glückliche Menschen auch, aber noch schöner und besinnlicher.

Wie im Kristall finden wir auch in der Krone hemmende Überzeugungen, die dem Glück im Weg stehen. Ich erlebe sie in meiner Praxis jeden Tag, habe sie aber nicht als Erster entdeckt. Niemand hat sie klarer beschrieben als der Buddha.

Viele Menschen berauben sich ihres Glückes selbst, weil sie sofort ihre alten, starren Überzeugungen hervorkramen, kaum dass sie am Glück gerochen haben. Sie verzichten auf das friedliche, sanfte Gefühl, glücklich zu sein, und klammern sich an eine der bekannten Unterstellungen: „Es ist zu einfach, zu schwierig, zu nah, zu fern“ oder „Das bin ich nicht“. Ich brauche hier nicht alles zu wiederholen, was ich im Zusammenhang mit dem Kristall schon behandelt habe.

Ich bin gerne mit glücklichen Wesen zusammen; doch leider denken die meisten Menschen anders. Für viele ist der Glückliche ein Spiegel, der ihre Schwächen so schonungslos entlarvt, dass sie gar nicht hineinschauen wollen. Also jagen sie den Glücklichen fort oder, schlimmer noch, sie versuchen den Spiegel zu zerbrechen. Die Glücklichen dieser Welt werden nicht selten gesteinigt. Auch das ist eine große Bedrohung für das Glück. Wahres Glück löst bei anderen Aggressionen aus. Darum scheuen sich viele weise Menschen, auch den letzten Preis zu erlangen.

Halbes Glück gibt es nicht. Sie können nicht abends allein zu Hause „Ich als Seele" feiern, aber tagsüber im Beruf fest an einer Identität haften. Der Hebel ist umgelegt oder nicht. Sie strahlen, oder Sie strahlen nicht. Strahlen wollen wir alle, aber leider trauen wir uns oft nicht. Ein lachender Buddha hat den Mut, glücklich zu sein.

Es gibt nur eine Möglichkeit, wirklich glücklich zu sein: indem Sie Ihre Emotionen in den Griff bekommen, sich also nicht mehr gegen sie wehren. Wenn das Fundament nicht in Ordnung ist, hat es keinen Sinn, mit „Glücksübungen" anzufangen.

Für jene, die so klug sind, ihr energetisches Haus in Ordnung bringen zu wollen, enthält das *Arbeitsbuch* eine ganze Reihe von schönen Übungen, welche die Umwandlung von Energie in Glück in der Krone fördern.

Arbeitsbuch

Einleitung

Dieses *Arbeitsbuch* enthält Übungen zu jedem besprochenen Thema, vom Denken bis zum Glück. Sie können es auf verschiedene Weise nutzen.

Die erste Möglichkeit wäre, alle Übungen in der angegebenen Reihenfolge zu machen. Planen Sie beispielsweise für jede Übung eine Woche ein, und gehen Sie dann zur nächsten über. Der Vorteil dieses Verfahrens ist, dass Sie das ganze Energiesystem gründlich regenerieren. Sie gehen bewusst den ganzen Weg, ohne Teilstecken zu umgehen, die Ihnen weniger gefallen. Wahrscheinlich müssen Sie gerade an diesen Teilen arbeiten, weil sich genau dort die stärksten Widerstände verbergen. Vor allem den Leserinnen und Lesern, die das Kapitel über Weisheit und Glück besonders interessant fanden, empfehle ich diesen Weg.

Aber Sie können auch analysieren, auf welche Emotionen Sie fixiert sind, und mit diesen anfangen. Anschließend machen Sie die Übungen für die anderen Emotionen sowie für Weisheit und Glück.

Einerlei, welchen Weg Sie wählen, es ist ratsam, zuerst die Grundübungen zu machen, bei denen es um Denken, Fühlen und Widerstand geht. Um das Navigieren durch das *Arbeitsbuch* zu erleichtern, sind die Übungen in der gleichen Reihenfolge angeordnet wie die vorangegangenen Kapitel.

Wichtig ist auch die Einstellung, mit der Sie die Übungen anpacken. Versuchen Sie, die Arbeit mit dem mentalen, emotionalen und energetischen Ballast positiv zu sehen. Sie können todernst und fanatisch an die Sache herangehen; aber eine gewisse Leichtigkeit und Verspieltheit ist viel besser. Ein neugieriger, forschender Geist, dem die Suche als solche Spaß macht, bringt Sie schneller zum Glück als eine verkrampfte Kraftanstrengung, die allein dem Ziel gilt.

Also: Viel Spaß!

Denken

Grundübung zu Kapitel 1

Die ersten Übungen dieses Arbeitsbuches sind die schwierigsten, aber auch die wichtigsten, weil Sie damit das Fundament für alle Übungen legen, die mit gezielter Aufmerksamkeit zu tun haben – und das sind ziemlich viele.

Die folgenden Übungen fordern Sie auf, Ihr Denken genau zu beobachten. Das ist ungewohnt. Wenn Sie über Ihr Denken nachdenken sollen, werden Sie sich kaum dagegen sträuben. Auch der Versuch, die Aufmerksamkeit vom Denken auf das Fühlen zu verlagern, ist noch akzeptabel. Aber Sie müssen auch bewusst denken, um vom Denken Abstand zu gewinnen, und ich weiß aus Erfahrung, dass dies eine Menge Widerstand hervorruft.

Wer ein guter „Zeuge“ werden möchte (um ohne Urteil zu erfahren, was geschieht), kann diese Übung nicht auslassen. Zeuge sein bedeutet, nur zu beobachten, welchem Objekt Sie Ihre Aufmerksamkeit zuwenden (oder welches Ihre Aufmerksamkeit erregt), ohne darüber zu urteilen. Wenn Sie ohne Urteil wahrnehmen, können Sie Ihre Wirklichkeit erfahren und so akzeptieren, wie sie hier und jetzt ist. Einerlei, ob es ums Denken oder Fühlen geht, wir trüben unsere direkte Erfahrung durch unsere Urteile, durch unser Bedürfnis, darüber nachzudenken. Akzeptanz ist liebevolle Begegnung. Wenn Sie Ihre Gedanken einfach beobachten, durchbrechen Sie endlich bewusst und aktiv die Versklavungsspirale des Nachdenkens über das Nachdenken über das Nachdenken über das Denken.

Die Übung besteht aus zwei Teilen. Fangen Sie mit dem ersten an, und gehen Sie, wenn Sie ihn gemeistert haben, zum zweiten über.

Der *erste Teil* heißt „Gedanken zählen“. Diese Übung können Sie beim Spaziergang in der Natur oder auf der Straße machen. Es ist nicht schlimm, wenn Sie dabei von Vorgängen in Ihrer Umgebung abgelenkt werden. Das macht die Übung besonders interessant.

Gedanken sind die Nahrung, von der Ihr Geist lebt. Bei dieser Übung untersuchen Sie Ihre Gedankennahrung als Ernährungsexperte. Zuerst müssen Sie herausfinden, wie viel Nahrung Sie zu sich nehmen. Wenn Sie viel essen, spüren Sie ein Völlegefühl im Bauch. Wenn Sie viel denken, plagt Sie ein Völlegefühl im Kopf.

Beginnen Sie damit, dass Sie jedem Gedanken, der Ihnen bewusst wird, eine Zahl geben. „Was für eine dämliche Übung" – 1. „Wie lange soll dieser Unsinn dauern?" – 2. „Oh, ein Eichhörnchen!" – 3. „Na, der muss das Einparken noch üben!" – 4. Und so weiter. Sie zählen die Gedanken wie die Glieder einer Kette. Wenn Sie das eine halbe Stunde lang tun, fühlen Sie sich garantiert „high". Und wenn Sie unterwegs zu oft den Faden verlieren, fangen Sie wieder bei 1 an. Falls Sie diese Übung nur einige Minuten lang durchhalten, haben Sie ein Problem. Sie sind ein Sklave Ihres Denkens, ein Gedankenjunkie. Sie können sich nicht einmal zehn Minuten lang befreien. Dann ist diese Übung besonders wichtig: Sie ist der erste und bedeutsamste Schritt, um die Knechtschaft zu beenden. Wer seine Denksklaverei überwinden kann, wird mit jeder anderen Versklavung ebenfalls fertig.

Der *zweite Teil* der Übung heißt „Gedanken ordnen". Jetzt teilen Sie alle Gedanken in Gruppen ein, ohne sie zu beurteilen. Der Ernährungsexperte analysiert das Nahrungsangebot anhand einer „geistigen Nährwerttabelle". Essen Sie hauptsächlich Kohlenhydrate, oder besteht Ausgewogenheit zwischen Eiweiß, Kohlenhydraten, Fett, Mineralien und Vitaminen?

Die sieben Kategorien sind: Materie, Beziehungen, Arbeit, Liebe, Handeln, Planen und Identität. Lassen Sie mich diese nicht alltägliche Einteilung etwas genauer erklären, damit Sie von jeder Denkkategorie ein besseres Bild bekommen.

Die erste Schublade ist nicht so schwierig: Hier stopfen Sie alle Gedanken hinein, die sich um Dinge, Kleider oder körperliche Aspekte drehen, also um alles, was greifbar ist und was man mit Geld kaufen kann. Alle Gedanken über greifbare Sachen verschwinden in Schublade eins.

Die zweite Schublade ist ebenfalls einfach: Gedanken über die Familie, Freunde, den Partner oder die Kinder, über alle Menschen, die Ihnen nahe stehen, gehören in dieses Fach. Es ist das Fach der Zuneigung. Letztlich geht es um Sexualität, aber im umfassendsten Sinne des Wortes.

Alle Gedanken, die etwas mit Ihrem Platz in einer Gruppe zu tun haben, gehören in die dritte Schublade. Hier bringen Sie Gedanken unter, die sich um die Arbeit, Ihre gesellschaftliche Position oder Ihren Platz in der Gruppe drehen. Das Stichwort ist hier „Hackordnung". Es kann um Ihren Platz in der Gruppe gehen, aber auch um den Platz anderer Menschen. Viele Gedanken über Arbeit, Familie, Freunde, Schule, Partei, Stadt oder Land wandern in diese Schublade.

Die vierte Schublade füllen Sie mit allen Gedanken über Liebe (das ist etwas anderes als Zuneigung). Wenn Sie an etwas denken, was Sie uneigennützig getan haben, was anderen geholfen hat – auch, weil Sie einfach nur für andere da waren –, ist dieses Fach zuständig. Das große Ganze und wie Sie mit ihm verbunden sind: dies ist das Bild, das Sie sich vor Augen halten können.

Gedanken, die um Ihr Handeln oder um die Funktion von Dingen kreisen, gehören in die fünfte Schublade. Hier geht es darum, wie Sie sich in der Welt ausdrücken. Ausdruck und Veränderungen sind gute Stichworte.

Schublade sechs ist reserviert für Gedanken über Pläne und andere abstrakte Phänomene. Benutzen Sie Pläne als Stichwort.

Nun ist nur noch die siebte Schublade übrig. Hier bringen Sie alle sonstigen Gedanken unter. Eigentlich geht es um Identität; aber die ist oft ein derartiger Eintopf, dass wir dieses Fach als Restkategorie verwenden.

Das Ordnen der Gedanken mit Hilfe dieser sieben Schubladen gelingt am besten, wenn Sie dabei entspannt spazieren gehen, in der Stadt oder draußen in der Natur. Planen Sie eine bis anderthalb Stunden dafür ein. Beobachten Sie, welche Gedanken sich im Kopf bilden. Versuchen Sie, nicht einzugreifen; nehmen Sie einfach wahr, was Sie denken. Behalten Sie die Stichworte locker im Hinterkopf, und seien Sie beim Einordnen „impressionistisch“: Es geht mehr um die Bedeutung der Gedanken als darum, Sätze zu analysieren, die sich im Gehirn formen.

Sobald Sie wieder zu Hause sind, dürfen Sie darüber nachdenken, was Sie gedacht haben. Das gehört zwar nicht zur Übung, aber es ist interessant. In welcher Schublade stecken die meisten Gedanken? Welche Fächer sind gut gefüllt, welche fast leer?

In einem gesunden Gedankenhaushalt sind die Gedanken nicht nur ruhig, sondern auch gleichmäßig über die sieben Kategorien verteilt. Übervolle Schubladen sind kein gutes Zeichen, leere auch nicht. Wenn Ihre Gedankenmuster unausgewogen sind, dann gilt das auch für Ihr Leben.

Wenn Sie diesen zweiten Teil der Übung zu schwierig finden, lassen Sie ihn einfach aus. Der erste Teil genügt fürs Erste. Später, wenn Sie Ihre psychodynamischen Prozesse besser verstehen, wird alles einfacher.

Emotionen wahrnehmen

Grundübung zu Kapitel 2

Machen Sie diese Übung am Ende eines Tages, wenn Sie sich ungestört zurückziehen können. Denken Sie an ein Ereignis, das sich heute oder gestern zugetragen hat und das Sie als unangenehm empfanden. Leben Sie sich in dieses Ereignis ein. Das klappt am besten, wenn Sie zuerst das Denken zu Hilfe rufen. Lassen Sie den Film des Ereignisses vor Ihrem geistigen Auge ablaufen, und zwar in allen Einzelheiten. Wiederholen Sie dann den Film, aber konzentrieren Sie sich nun darauf, was gleichzeitig im Körper geschieht. Fühlen Sie, wo die Emotion sitzt, nehmen Sie wahr, welche Eigenschaften die Emotion hat – *aber nicht mit dem Gehirn, sondern mit dem Gefühl!* Wo befindet sich die Emotion, und wo nicht? Hat sie Grenzen? Bewegt sie sich, oder verharrt sie auf derselben Stelle? Pulsiert sie, oder ist sie eine gleichmäßige Empfindung? Ist sie schwer, verkrampft, fest, tief oder oberflächlich?

Beobachten Sie das Gefühl eine Zeitlang, und lassen Sie es dann los, indem Sie an etwas anderes denken oder etwas anderes tun. Wiederholen Sie die Übung mit einem anderen Ereignis, das Ihnen missfiel. Gleichen die Beobachtungen denen der ersten Übung, oder sind sie verschieden? Wenn ja, inwiefern? Wenn Sie wollen, können Sie die Übung auch mit einem angenehmen Ereignis wiederholen. Suchen Sie sich wieder ein aktuelles Ereignis aus, und fühlen Sie, was es zu fühlen gibt. Machen Sie die Übung so lange, wie es Ihnen gefällt. Sie brauchen pro Ereignis höchstens einige Minuten dafür.

Die Übung kann aus zwei Gründen enttäuschend verlaufen. Erstens kann es sein, dass Sie nichts fühlen. Sie haben zwar etwas Unangenehmes erlebt, nehmen aber im Körper nichts wahr.

Offenbar gelingt der Kontakt mit dem Körper nicht, weil Ihr Widerstand gegen das Fühlen (noch) zu stark ist. Am besten lesen Sie das Kapitel über den Widerstand noch einmal, das ganz diesem Thema gewidmet ist. Machen Sie dann zuerst die folgende „allgemeine Fühlübung".

Außerdem ist es möglich, dass Sie das herbeigerufene Gefühl nicht mehr loslassen können. Sie haben den Film des unangenehmen Vorfalls einige Male laufen lassen, haben gefühlt, was im Körper zu fühlen war – und jetzt bleibt das leidige Gefühl bei Ihnen. In diesem Fall machen Sie am besten die Grundübung „Widerstand fühlen", die nun folgt. Sie ist zugleich eine Übung im Loslassen – und genau damit haben viele Menschen große Mühe. Denken Sie daran, dass Loslassen weniger eine „Arbeit" ist als deren Gegenteil, nämlich „nicht länger festhalten".

Widerstand fühlen

Grundübung zu Kapitel 3

Die Übung besteht aus zwei Teilen. Im ersten Teil liegt die Betonung auf dem Fühlen im Allgemeinen, im zweiten auf dem Fühlen des Widerstandes.

Allgemeine Fühlübung

Setzen Sie sich auf einen Stuhl und konzentrieren Sie sich auf die Füße. Fühlen Sie die Füße in den Schuhen und ihren Kontakt mit den Schuhen. Nach ein paar Minuten verlagern Sie Ihre Aufmerksamkeit auf das Gesäß und seinen Kontakt mit dem Stuhl. Fühlen Sie, wie der Stuhl Ihren Rumpf trägt. Danach konzentrieren Sie sich auf alle Körperteile, die Kontakt mit dem Stuhl haben. Fühlen Sie, wie Sie ohne eigene Anspannung getragen werden. Geben Sie sich ganz der Stütze hin, die der Stuhl Ihnen bietet. Die Spannung löst sich auf. Sie haben losgelassen, was Sie nicht festhalten mussten, um ohne Mühe einfach nur zu sitzen.

Jetzt befinden Sie sich im Zustand der Widerstandslosigkeit. Die Kunst besteht darin, in diesem Zustand zu verweilen.

Stehen Sie nun auf, gehen Sie umher und konzentrieren Sie sich dabei auf die Füße. Bleiben Sie bei den Füßen, während Sie einfache Tätigkeiten verrichten. Achten Sie genau auf Ihre körperlichen Empfindungen. Sehen Sie schmutzige Fenster, die das Gefühl „Die muss ich putzen“ auslösen? Empfinden Sie dieses Gefühl im Körper, und sprechen Sie nicht im Kopf mit sich selbst darüber. Sehen Sie einen Kollegen auf sich zukommen, dem Sie etwas versprochen haben, was noch nicht erledigt ist? Empfinden Sie dieses Gefühl, ohne daraus im Kopf eine Geschichte zu machen. Wiederholen Sie diese Übung so oft wie möglich jeden Tag, den ganzen Tag lang. Sie ist der Schlüssel zur Befreiung, der Pfad zur Erleuchtung, der Weg zu Gesundheit und Glück.

Es ist ganz einfach: Wenn wir aufhören, uns selbst Kraft zu rauben, werden wir alle zu Supermenschen.

Grundübung „Widerstand fühlen"

Mit dieser Übung können Sie Widerstände aufspüren und überwinden.

Die Übung beginnt wie die Grundübung oben. Nehmen Sie sich genügend Zeit dafür. Denken Sie an ein Ereignis, das sich heute oder gestern zugetragen hat und das Sie als unangenehm empfunden haben. Leben Sie sich in das Ereignis ein. Wie fühlt es sich körperlich an? Wo sitzt die Emotion? Nehmen Sie es als Beobachter wahr.

Wie reagieren Sie auf das Gefühl? Machen Sie etwas mit der Emotion, die Sie im Körper spüren? Darf sie dort einfach sein, oder kleben Sie ihr verschiedene Etiketten auf? Beobachten Sie das Gefühl und Ihre Reaktionen darauf eine Weile. Wenn Sie das Gefühl als unangenehm etikettieren und sich vor ihm zurückziehen, dann ist das Ihre Art von Widerstand. Wie reagieren Sie üblicherweise auf ein unangenehmes Gefühl, wie beseitigen Sie es?

Beobachten Sie, wie Sie Ihrem Widerstand Form verleihen. Reagieren Sie körperlich, indem Sie reden, sich bewegen, Lärm machen, deprimiert sitzen bleiben, darüber nachdenken, malen? Spüren Sie, dass es Energie und Mühe kostet, Widerstand zu leisten?

Lassen Sie den Film noch einmal ablaufen. Fühlen Sie die Emotion und den Widerstand, und lassen Sie dann den Widerstand los. Entspannen Sie sich, während Sie die Emotion fühlen. Sie darf da sein; sie ist nichts weiter als Energie. Hören Sie einfach auf, sich gegen sie zu wehren. Atmen Sie ruhig. Lassen Sie dann auch die Emotion los.

Damit ist die Übung beendet.

Wenn es Ihnen schwerfällt loszulassen, machen Sie zuerst die Fühlübung oben, und zwar so lange, bis Sie diese etwas besser beherrschen.

Fixierte Emotionen auflösen

Grundübungen zu den Kapiteln 4 bis 8

1. Grundübung für eine bestimmte Emotion

Diese Übung ist bei jeder Fixierung anwendbar, auch zur Vorbeugung oder als Test. Hier legen wir die Emotion Angst zugrunde; aber die Übung eignet sich für alle Emotionen.

Setzen Sie sich an einen ruhigen Platz. Atmen Sie ruhig, entspannen Sie sich. Wie fühlt es sich an, ängstlich zu sein? Fühlen Sie die Angst im Körper. Wo sitzt sie, wo sitzt sie nicht, hat sie Grenzen? Bewegt sie sich, oder bleibt sie an Ort und Stelle? Welche Eigenschaften hat sie? Ist sie schwer, verkrampft, fest, tief oder oberflächlich? Wie reagieren Sie darauf? Wie fliehen Sie normalerweise davor? Beobachten Sie die Emotion und Ihre Reaktion eine Weile, und lassen Sie dann beide los, indem Sie an etwas anderes denken oder etwas anderes tun.

Wenn es Ihnen nicht gelingt, die Angst körperlich zu fühlen, dann leisten Sie dagegen Widerstand. Beschränken Sie sich in diesem Fall vorläufig auf die allgemeine Fühlübung zu Kapitel 3, und versuchen Sie es nach einiger Zeit erneut.

2. Grundübung für Überzeugungen – die durchsichtige Überzeugung

Wählen Sie diejenigen hemmenden Überzeugungen aus, die zu der Emotion gehören, an der Sie arbeiten wollen. Es sollte sich um eine Überzeugung handeln, die Ihnen im Leben nicht hilft und die Sie loswerden wollen. Die folgende Übung ist eine sehr wirksame Methode, die Harry Palmers „Avatar-Programm" entnommen ist.

Hinter einer hemmenden Gewohnheit oder Überzeugung, die Sie loswerden wollen, steckt eine andere, tiefere Überzeugung, die Ihnen weniger bewusst ist. Sobald Sie diese tiefere Überzeugung ans Tageslicht gebracht haben, ist es einfacher, die Überzeugung, die Sie loswerden wollen, in Bewegung zu versetzen und sich letztlich von ihr zu verabschieden. Darum ist es wichtig, die tiefere Überzeugung aufzudecken. Das geschieht, indem Sie die unerwünschte Überzeugung durchsichtig machen, damit Sie die ihr zugrunde liegende Überzeugung sehen können.

Diese Technik können Sie allein anwenden; aber am Anfang ist es vielleicht besser, wenn jemand Sie anleitet. Später, wenn Sie mit der Methode vertraut sind, können Sie Ihr eigener Lehrer sein.

Der Lehrer fragt: An welcher lästigen Überzeugung wollen Sie arbeiten?

Sie beschreiben die Überzeugung oder Gewohnheit.

Der Lehrer fragt, ob Sie sich gut in die Überzeugung oder Gewohnheit einleben wollen. Das geschieht, indem Sie sich der Überzeugung oder Gewohnheit völlig bewusst werden und sie im Körper fühlen. Auch hier liegt der Nachdruck also auf dem Fühlen. Dann fragt der Lehrer sie, welche Überzeugung möglicherweise *hinter* der unerwünschten Überzeugung oder Gewohnheit steckt.

Sie nennen eine, die Ihnen in den Sinn kommt.

Nun fragt der Lehrer, warum Sie glauben, dass diese Überzeugung „wahr" ist. Beantworten Sie die Frage.

Dieses Frage- und Antwortspiel („Welche Überzeugung steckt dahinter, und warum ist sie „wahr"?) wird einige Zeit wiederholt, und Sie versuchen jedes Mal, eine andere Überzeugung ans Licht zu bringen. Anfangs kommen die Überzeugungen zum Vorschein, die auf der Hand liegen; doch irgendwann, wenn es etwas schwieriger wird, weitere Überzeugungen aufzudecken, steigen diejenigen empor, um die es wirklich geht. Das spüren Sie auch. Wenn sich eine meldet, die Ihrer Meinung nach dem Kern nahe ist, müssen Sie in die Tiefe gehen.

Bisher haben Sie eine sogenannte horizontale Analyse unternommen. Sie haben den Horizont der möglichen Überzeugungen abgetastet. Wenn Sie die Kernüberzeugungen gefunden haben, können Sie vertikal weiterarbeiten. Dann fragen Sie nach der Überzeugung hinter der Überzeugung hinter der Überzeugung und so weiter, bis Sie eine Antwort gefunden haben, die Einsicht und Klarheit bringt und ein starkes körperliches Gefühl des Erkennens auslöst. Sie suchen also mit dieser Übung nach einem „Aha-Erlebnis". Plötzlich gelangen Sie zu einer Einsicht und haben die verborgene Überzeugung entdeckt. Das geschieht meist nach einer erschöpfenden Serie von Antworten. Wenn Sie nicht mehr weiter wissen, steigt auf einmal die „richtige" Antwort nach oben.

Ein Beispiel möge diesen Vorgang erläutern. Angenommen, Sie kommen eines Morgens nur mit Mühe aus dem Bett. Die hemmende Überzeugung lautet in etwa: „Es ist angenehmer, im Bett zu bleiben, als aufzustehen und zur Arbeit zu gehen." Der Lehrer fragt nach der tiefer liegenden Überzeugung: „Warum ist es im Bett schöner als draußen?" Eine Ihrer Antworten könnte lauten: „Das Leben ist schwer" oder „Abends ist das Leben schöner als morgens".

Wenn Sie nun eine besondere Affinität für die letzte Antwort spüren, verwenden Sie diese für den Gang in die Tiefe. Der Lehrer fragt: „Welche Überzeugung müssen Sie haben, um zu glauben, dass Ausgehen schöner ist als Arbeiten?" Sie antworten vielleicht: „Die Überzeugung, dass Arbeiten Energie kostet und Ausgehen Energie liefert." Und so weiter, bis Sie das „Aha" erleben.

Entscheidend bei dieser Übung ist, dass Sie jede Überzeugung deutlich fühlen, dass Sie aus dem Fühlen heraus reagieren und kein intellektuelles Spiel daraus machen. Die „richtige" Antwort, die tief genug ist, löst ein starkes Gefühl der Klarheit und der wertvollen Einsicht aus. Ein „Aha-Erlebnis" erkennen Sie an heftigen körperlichen Empfindungen wie Gänsehaut, Schaudern oder einem sich ausbreitenden Wärmegefühl im Bauch oder Brustkasten.

3. Grundübung für die Analyse der Symbolik

Nehmen wir an, Sie haben bereits einige Beschwerden, die eindeutig auf eine gestörte Nierenenergie hinweisen. Diese Übung ist vor allem beim ersten Auftreten sehr nützlich, um die Dinge wieder in Ordnung zu bringen. Frühe Symptome einer gestörten Nierenenergie sind zum Beispiel kalte Hände und Füße, ein allgemeines Kältegefühl, steife Gelenke und Muskeln, Schmerzen, die immer an derselben Stelle auftreten, häufiges Urinieren und gelegentliche Rückenschmerzen.

Mit dieser Übung untersuchen Sie, wie die körperlichen Probleme mit Angst und Unsicherheit zusammenhängen. Welche symbolische Bedeutung haben Ihre Beschwerden in Verbindung mit der Angst? Meditieren Sie, oder denken Sie im Bett vor dem Einschlafen darüber nach. Vielleicht erhalten Sie eine Antwort im Traum. Oder Sie nehmen sich anderthalb Stunden Zeit und kontemplieren über die symbolische Bedeutung des Symptoms vor dem Hintergrund der Emotion Angst.

Neben der Angst können Sie natürlich die Symbolik jeder anderen Emotion auf diese Weise untersuchen.

4. Grundübung für den Energiestrom zwischen Kopf und Körper

Wenn Sie Ihren Körper als Parkplatz für Emotionen benutzen, so hat dies einen großen Nachteil: Der Kontakt zwischen Kopf und Körper wird immer schlechter. Stress ist ein deutliches Zeichen dafür, dass die Energie zwischen Kopf und Körper, zwischen Denken und Fühlen, nicht mehr frei fließt. Unter Stress strömt die Energie zwar schnell vom Körper in den Kopf, aber schlecht zurück. Viel zu viel Energie bleibt im Kopf zurück, und das hat zahlreiche Folgen, zum Beispiel hartnäckige Gedanken, Schlaflosigkeit, Konzentrationsschwäche, Unruhe, Verspannungen im Kopf, Kopfschmerzen und geringe seelische Belastbarkeit.

„Raus aus dem Kopf und zurück in den Körper" lautet also die Devise. Ein paar einfache Übungen helfen Ihnen dabei.

- Probieren Sie eine Zeitlang zu jeder Stunde des Tages die folgende schnelle Übung, auch während der Arbeit oder unterwegs. Sie brauchen die Augen nicht zu schließen, und Sie brauchen keinen ruhigen Ort – es geht überall. Konzentrieren Sie sich jede Stunde einmal auf die Füße. Wie das geht? Ganz einfach: Fühlen Sie Ihre Füße! Halten Sie 20 bis 30 Sekunden durch. Wenn die Füße warm werden, ist das ein gutes Zeichen. Beenden Sie dann die Übung und setzen Sie Ihre Tätigkeit fort. Auf diese Weise sorgen Sie dafür, dass die Energie frei fließt. Außerdem ist dies eine gute Übung für alle, die geistig arbeiten, denn bei diesen Menschen sammelt sich eine Menge Energie im Kopf an und sie müssen diese Energie irgendwie zurück in den Körper leiten. Wenn zu viel Energie im Kopf bleibt, werden Sie unruhig. Geistige Arbeit ist interessant; aber Sie müssen für gute Erdung sorgen.

- Fühlen Sie Ihre Hände. Das ist die gleiche Übung wie mit den Füßen. Ist Ihnen schon einmal aufgefallen, dass entspannte, warme Persönlichkeitstypen immer warme, trockene Hände haben und dass hektische, nervöse Menschen kalte, feuchte Hände haben? Jemandem die Hand zu geben ist nicht ohne Grund eine kraftvolle Geste; denn Sie lassen den anderen spüren, wer Sie sind.
- Machen Sie diese Übung zwischendurch auch mit Händen und Füßen zugleich.
- Versuchen Sie die Übung auch beim Gehen. Die Meditation im Gehen hat in vielen spirituellen Traditionen der Welt eine lange Geschichte. Konzentrieren Sie sich auf die Füße, solange Sie gehen. Wer einen Hund besitzt, der abends noch einmal Gassi gehen muss, hat Glück; denn das ist ein guter Grund, sich eine neue gute Gewohnheit anzueignen. Nach einem solchen meditativen Spaziergang fühlen Sie sich ruhig und entspannt.
- Den Abschluss bildet eine Atemübung: Beobachten Sie Ihre Atmung. Atmen Sie ein, lächeln Sie, atmen Sie aus, entspannen Sie sich. Widerholen Sie das eine halbe Minute lang. Auch diese Übung beruhigt den Kopf und lenkt Energie zurück in den Körper.

Für eine gesunde Nierenenergie

Übungen zu Kapitel 4

Die Nierenenergie ist die fundamentale Energie für den Körper und den Geist. Wenn sie gestört ist, zieht sie sich zurück, und die Folge ist meist ein Rückgang der Gesamtenergie mit Symptomen wie Langsamkeit, Versteifung und Abkühlung. Die Übungen und Meditationen für die Nierenenergie stellen das Energiegleichgewicht wieder her. Einerlei, ob es um Energie, Emotionen oder Überzeugungen geht, das Ziel aller Übungen besteht darin, Stagnationen aufzulösen. Die grundlegende Eigenschaft jeder Energie ist, dass sie fließt. Sie können in jeder Phase des Widerstandes wirksam eingreifen. Neben den Grundübungen gibt es für Nierentypen noch spezifische Tricks und Tipps.

1. Pflegen Sie die gegenteilige Emotion

Es ist wichtig, in jeder Situation warm, sanft und biegsam zu bleiben. Hingabe und Geschmeidigkeit mit einem Grundton von Wärme lösen eine Erstarrung auf. Was die Angst eingefroren hat, wird wieder flüssig und kann wieder strömen, wie es sich gehört.

2. Setzen Sie kurzfristige Ziele

Die Nierenenergie profitiert von Zufriedenheit. Träumen Sie also nicht länger davon, ein zweiter Bill Gates oder Barack Obama zu werden, sondern setzen sie sich leicht erreichbare kurzfristige Ziele. Sport eignet sich gut dafür; aber auch im gesellschaftlichen Leben gibt es schnell erreichbare Ziele. Wenn Sie ein Ziel erreicht haben, klopfen Sie sich auf die Schulter und beglückwünschen sich. Teilen Sie anderen Ihre Erfolge mit, so dass Sie auch von ihnen Komplimente erhalten.

3. Hilfsbereitschaft

Eine andere Übung ist Hilfsbereitschaft. Nierentypen sind meist sehr egozentrisch. Es kann äußerst entkrampfend wirken, einen Tag lang hilfsbereit, ja fast kriecherisch zu sein. Ob Sie es ernst meinen, spielt keine Rolle; üben Sie einfach, um Ihre Nierenenergie aufzufüllen. Hilfsbereitschaft macht sanft.

4. Mentale Anker loslassen

Eine sehr wirksame Übung besteht darin, mentale Ideen loszulassen und Kontakt mit dem Körper aufzunehmen. Meditation und verschiedene Erdungsübungen eignen sich gut dafür. Mentale Ordnung gibt keinen echten Halt, im Gegensatz zu fließender Energie. Außerdem: Brauchen Sie wirklich so viel Halt? In Ihrem Leben geht es doch nicht immer stürmisch zu, oder? Und wenn es einmal stürmt, sollten Sie trotzdem nicht fieberhaft nach einem Rettungsanker suchen.

Die Chinesen haben einen besseren Vorschlag: Werden Sie zu einem Bambusrohr! Es bricht nie, weil es sich bei Wind geschmeidig biegt.

5. Angst ausdrücken

Seufzen, Stöhnen, Ächzen und Jammern helfen bei plötzlich aufkommender Angst, den Druck zu lindern. Vor Angst laut zu werden gleicht dem Weinen bei Kummer. Versuchen Sie, gleichzeitig zu fühlen, was im Körper geschieht. Schnaufen und Keuchen sind auf jeden Fall besser als Verdrängen, Überschreiben und Leugnen!

6. Ausruhen

In Situationen, die nicht akut, sondern bereits chronisch sind, müssen Sie zunächst vom Gaspedal gehen. Versuchen Sie, nicht nur zu *tun,* sondern auch zu *sein.* Es ist wichtig, wieder ein Gleichgewicht zwischen Aktivität und Ruhe zu finden. Ruhen Sie sich regelmäßig aus, um wieder Energie zu tanken.

7. Mitgefühl

Nierentypen, die kein Mitgefühl empfinden, müssen sich darin üben. Es ist nicht gefährlich, sich selbst zu öffnen und warm und mitfühlend zu sich selbst und zu anderen zu sein. Sie sind nicht so verletzlich, wie Sie glauben.

8. Erledigen, was Sie anfangen

In der Yin-Phase müssen Sie sehr sparsam mit Ihrer Energie umgehen und an Ihrer Selbstdisziplin arbeiten. Setzen Sie sich Ziele, die leicht erreichbar sind, und handeln Sie dann! Vollenden Sie, was Sie begonnen haben. Damit bauen Sie neues Selbstvertrauen auf.

9. Wärme suchen

Machen Sie Urlaub in einem sonnigen Land und verwöhnen Sie sich. Neben dem Sonnenbaden am Strand ist auch Bewegung nützlich für die Nierenenergie. Laufen, Klettern, Schwimmen und Radfahren sind gut, um Verspannungen und Krämpfe zu beheben. Wählen Sie zum Beispiel Aktivitäten, die mit einem erreichbaren Ziel verbunden sind (siehe auch Nr. 8).

10. Konkretisieren

Die Nierenenergie symbolisiert die Konkretisierung. Sie können diese Energie unterstützen, indem Sie modellieren, Dinge (zum Beispiel Kleidung) selbst machen, basteln, malen, zeichnen oder irgendeiner Sache Form verleihen.

11. Erden

Die Nierenenergie ist unser unmittelbarer Kontakt mit der Energie der Erde. Stampfen, rhythmisches Tanzen, Trancetanzen, Trommeln, Schlagzeug spielen, Spazieren, Joggen, Wandern und mit bloßen Füßen im Sand laufen – das alles ist gut für die Nierenenergie.

Für eine gesunde Milzenergie

Übungen zu Kapitel 5

Für Energiestörungen aller Art gibt es spezifische Entspannungstechniken, die Sie zusätzlich nutzen können, um Blockaden zu beseitigen. Milztypen können sich sehr gut auf ein bestimmtes Thema konzentrieren. Es fällt ihnen schwer, ihr Bewusstsein zu erweitern, zu entbündeln, diffuser zu machen. Wenn Milztypen ihr Bewusstsein erweitern wollen, ist das allzu oft ein mentaler Plan. Sie erweitern es nicht wirklich, sondern konzentrieren sich auf die Aufgabe, die sie sich stellen. Darum geht es bei der ersten Übung.

1. Das Bewusstsein erweitern

Probieren Sie Folgendes, wenn Sie ein Milztyp sind: Setzen Sie sich auf einen Stuhl und sorgen Sie dafür, dass Sie eine Viertelstunde lang nicht gestört werden. Schließen Sie die Augen und entspannen Sie den Geist. Lassen Sie Gedanken kommen und gleich wieder gehen. Wenn der Kopf etwas stiller geworden ist und Ihre Aufmerksamkeit fest im Körper ruht, erfühlen Sie die Grenzen Ihres Körpers. Wo hört er auf, und wo beginnt die äußere Welt? Wenn Sie das fühlen können, stellen Sie sich vor, dass Ihre Körpergrenzen etwas weiter weg liegen. Erweitern Sie Ihr Bewusstsein über Ihren physischen Körper hinaus. Milztypen wenden nun sofort ein, das sei unmöglich. Aber in Ihrer Fantasie ist das durchaus möglich. Sie können alles fühlen, was Sie sich vorstellen.

Erweitern Sie die Grenzen Ihres Körpers, bis sie so groß wie das Zimmer, die Straße, die Stadt sind. Achten Sie immer darauf, wie sich das anfühlt. Bald umfasst Ihr Bewusstsein das ganze Land, die ganze Erde, das Universum. Wie fühlt sich das an? Bleiben Sie entspannt. Ziehen Sie die Grenzen dann langsam zurück bis zum Körper.

2. Ehrlich sein

Die folgende Übung nutzt die Emotion, die das Gegenteil des Grübelns ist: Offenheit und Ehrlichkeit. Wenn Sie zu sich selbst ehrlich sind, dann sind Sie auch ehrlich zur äußeren Welt. Eine so verwundbare Einstellung wirkt auf Milztypen sehr entkrampfend. Um ehrlich zu sich selbst zu sein, fragen Sie sich immer wieder: Warum tue ich das? Tue ich es, weil ich eine Emotion vermeiden oder hervorrufen will? Will ich die Situation in den Griff bekommen, oder sagt mir mein Herz, was ich tun soll? Tue ich das, weil ich Angst habe, oder aus Liebe? Will ich von anderen gelobt werden oder mich selbst loben? Sobald Sie darin etwas Übung haben, nehmen Sie sich vor, den ganzen Tag lang offen und ehrlich gegenüber anderen zu sein.

3. Nicht urteilen

Diese Übung ähnelt der vorigen, denn es geht darum, sich selbst zu erforschen, ohne zu urteilen. Beobachten Sie Ihr Verhalten, ohne ihm ein Etikett aufzukleben: richtig oder falsch, langsam oder schnell, nützlich oder unnötig, schön oder unschön, einfach oder schwierig. Beobachten Sie alles, was Sie tun, ganz bewusst, aber ohne jedes Urteil. Das ist gar nicht so schwer. Um es noch leichter zu machen, dürfen Sie auch analysieren (das tun Sie doch so gerne!). Überlegen Sie bei allem, was Sie tun, welche Rolle das Mitgefühl dabei spielt. Das Gefühl, mit vielen anderen Menschen verbunden zu sein, gefällt Ihnen nicht. Denken Sie darüber nach.

Oder wählen Sie ein Ereignis aus, an das Sie oft denken. Wie schwer fühlt es sich an? Wie fühlt es sich im Körper an? Nehmen Sie das Ereignis als Ganzes und hüllen Sie es in Ehrlichkeit und Mitgefühl ein. Denken Sie dann erneut an das Ereignis. Ist die emotionale Ladung jetzt anders? Hat sich das Gewicht geändert? Ist Ihr Bedürfnis, darüber nachzugrübeln, stärker oder schwächer geworden?

Diese Übung ist nicht dafür bestimmt, vergangene Ereignisse verschwinden zu lassen. Aber sie hilft Ihnen, sich jener Ereignisse bewusst zu werden, die Sie noch mit sich herumschleppen. Wenn Sie die Übung oft wiederholen – was bei hartnäckigen Erinnerungen ratsam ist –, schaffen Sie mehr Raum, so dass Sie die Ereignisse loslassen können. Das kann für Milztypen eine wahre Erlösung sein, eine Art Wiedergeburt. Die Geburt ist manchmal mit Schmerzen und Anstrengung verbunden. Betrachten Sie diese Übung als mentale Geburtszange.

Ehrlichkeit und Offenheit beheben die Verengung des Bewusstseins und verschaffen Ihnen die Möglichkeit, diffus durchs Leben zu gehen. Denken Sie an den klugen Satz von Alexander Smit: „Sie sind so krank, wie Ihr Geheimnis groß ist."

4. Singen und Sprechgesang

In akuten Situationen hilft es Milztypen, aus voller Brust zu singen. Auch Sprechgesang – Sie kennen ihn vielleicht von der Hare-Krishna-Bewegung – ist nützlich. In manchen Musikgeschäften finden Sie CDs mit melodiösen Mantras, die Sie zu Hause für Ihren Sprechgesang verwenden können. Nehmen Sie Gesangsunterricht, oder singen Sie in einem Chor.

5. Selbstbesinnung

Sie können die Milzenergie stärken, indem Sie die Stille aufsuchen und Kontakt mit der Natur aufnehmen. Nehmen Sie an Exerzitien oder an einer Visionssuche („Vision Quest") teil, sprechen Sie mit Bäumen, oder träumen Sie am Rande eines Schwimmbeckens vor sich hin.

6. Geschichte

Um die Milzenergie zu harmonisieren, ist es nützlich, historische Wanderungen zu machen oder eine Kirche oder einen Tempel zu besuchen. Gehen Sie zurück zu Ihren *Wurzeln.* Führen Sie ein Tagebuch, um Ihre persönliche Geschichte festzuhalten. Kleben

Sie Fotos in ein Album mit Texten darunter. Richten Sie Ihr persönliches Museum ein. Erforschen Sie die Geschichte Ihrer Stadt oder Ihres Dorfes. Wie sah Ihre Umwelt vor hundert Jahren aus? Das alles stärkt die Milzenergie.

7. Leer machen

Disharmonische Milzenergie macht Sie schwer und voll. Also tun Sie etwas, was Sie leichter macht, zum Beispiel fasten oder auf die Zeitung, das Fernsehen oder die Nachrichten verzichten. Machen Sie eine Darmreinigungskur mit Säften oder Klistieren.

Für eine gesunde Leberenergie
Übungen zu Kapitel 6

Es ist durchaus möglich, Wut zu überwinden. Wenn die Grundübungen nicht ausreichen, um Ihre kochende Wut zu kühlen, helfen die folgenden zusätzlichen Übungen.

1. Freundlich sein

Dies ist eine sehr wirksame Übung. Freundlichkeit ist das positive Gegenteil der Emotion Wut in allen ihren Erscheinungsformen. Wenn Sie freundlich sind – selbst wenn Sie nur so tun, als ob –, neutralisieren Sie die zerstörerische Wut und befreien die blockierte Energie. Die Energie fließt wieder, und Sie entspannen sich. Natürlich können Sie zu anderen Menschen freundlich sein; aber es ist auch sehr erfrischend, sich selbst etwas netter zu behandeln. Machen Sie sich häufig Komplimente; versichern Sie Ihrem Spiegelbild, dass es hübsch aussieht; streuen Sie eine Prise Badesalz in die Wanne und so weiter.

Lebertypen reagieren oft heftig auf den Rat, zwischendurch bewusst und übertrieben freundlich zu sein. Wie können Sie freundlich sein, wenn Sie in Wahrheit wütend und frustriert sind? Offenbar identifizieren Sie sich sehr mit der Emotion Wut; andernfalls könnten Sie doch einfach freundlich sein. Freundlich sein ist eine Handlung, so wie Autowaschen. Sie können freundlich sein, ohne einen freundlichen Charakter zu haben. Das Schöne ist jedoch, dass Sie tatsächlich freundlicher werden, wenn Sie sich einige Zeit darin üben. Ihr Charakter ist nicht so unveränderlich, wie Sie vielleicht glauben. Für Lebertypen ist diese Übung gleichzeitig eine Selbstprüfung.

Je schwerer es Ihnen fällt, freundlich zu sein – als Übung –, desto stärker sind Sie auf Wut fixiert und desto verwundbarer ist Ihre Leberenergie. Das hat gesundheitliche Folgen. Je seltener es

Ihnen gelingt, sich bewusst freundlich zu verhalten, desto dringender brauchen Sie (Selbst-)Hilfe.

2. Chaos zulassen

Meditation ist bei einer Störung jeder Energieform ein brauchbares Mittel. Leider schaudern die meisten Lebertypen schon, wenn sie dieses Wort hören. Der Lebertyp steckt alles ordentlich in Schubladen; er weiß, was richtig und falsch ist, und lebt nach den strengen Regeln seines sozialen Gewissens. Warum also meditieren? Lebertypen sollten ein wenig mehr Chaos in ihrem Leben zulassen, die Zügel lockern, sich entspannen. Das gelingt mit einer Art umgekehrter Meditation.

Normalerweise meditieren Sie, um Ruhe ins Chaos Ihrer Gedanken zu bringen. Der Lebertyp tut gut daran, sich ab und zu hinzusetzen und sich des Chaos in seinem Kopf bewusst zu werden. Kaum ist ein Gedanke verklungen, taucht schon der nächste auf. Im Universum Ihrer Gedanken gibt es keine Ordnung, keine Sauberkeit und kein Regelmaß. Dort gilt nicht das Moralgesetz, das Ihnen sagt, was sich gehört und was sich nicht gehört. Dort herrscht Chaos.

Denken Sie einmal über das Chaos nach. Erleben Sie es. Lassen Sie zu, dass die Dinge so sind, wie sie sind.

3. Das Herz wärmen

Diese Übung gilt dem physischen Herzen. Versuchen Sie, Ihr Herz in Höhe des Brustbeins zu fühlen, genau zwischen den Brustwarzen. Konzentrieren Sie sich darauf. Streichen Sie über diese Stelle, um die Übung zu erleichtern. Konzentrieren Sie sich weiter auf das Herz, bis die Brust sich warm anfühlt. Dies ist die Wärme Ihrer Herzenergie, die Sie vielleicht seit einiger Zeit nicht mehr gespürt haben. Weil die Leberenergie blockiert war, ist das Herz kälter geworden. Die Wärme, die das Herz jetzt ausstrahlt, ist Freundlichkeitsenergie, auch als Liebe bekannt.

Nach einigen Minuten lassen Sie die warme Energie des Herzens nach unten fließen.

Viele Lebertypen sind so an den täglichen Umgang mit der Emotion Wut gewöhnt, dass sie daran haften. Was wäre ein Leben ohne Wut? Nun, es wäre ein wenig schöner und gesünder, das versichere ich Ihnen. *Warmherzigkeit* ist eine passende Antwort.

4. Die Latte tiefer legen

Jedes Mal, wenn Menschen aus Ihrer Umgebung Druck auf Sie ausüben, spüren Sie, wie die Spannung im Körper zunimmt. Sie sind mehr oder weniger stark gestresst, weil Sie die Anforderungen erfüllen wollen, die andere an Sie stellen. Immer, wenn Sie die Spannung fühlen, können Sie zweierlei tun. Erstens sollten Sie die Latte für sich selbst nicht so hoch legen. Nehmen Sie sich vor, Ihr Bestes zu geben – mehr kann niemand von Ihnen verlangen. Denken Sie nicht an das Ergebnis, das Sie Ihrer Meinung nach erreichen müssen. Wenn Sie Ihr Bestes geben, dann ist das erreichte Resultat das beste, das Sie erwarten konnten, und das muss genügen. Gehen Sie also ruhig und fröhlich ans Werk, und denken Sie nicht weiter als bis dahin.

Warum denken Sie, dass alles schiefgeht, wenn Sie nur Ihr Bestes geben? Das geschieht nicht. Wenn Sie Ihr Bestes geben, dann geht alles gut. Es ist die Angst vor dem Scheitern, die Sie umtreibt. Aber nehmen wir einmal an, etwas geht schief. Sind Sie sicher, dass dann alle über Sie herfallen? Vielleicht wird es halb so wild. Wenn Sie sich vor dem geistigen Auge ausmalen, dass etwas Schlimmes geschehen könnte, drehen Sie womöglich im Voraus durch. Wenn alles schiefgeht, haben Sie immer noch Zeit, um durchzudrehen.

5. Streiten

Eine andere Methode besteht darin, die blockierte Energie in Bewegung zu versetzen, zum Beispiel durch Worte. Streiten ist gut für Sie. Jemand appelliert an Ihr Verantwortungsbewusstsein, und Sie spüren, wie die Wut sich zusammenbraut und die Spannung im Körper steigt. Dann sollten Sie mit jemandem streiten, beispielsweise mit demjenigen, der Ihre Leberenergie reizt, indem er etwas von Ihnen verlangt. Toben Sie, anstatt sich unter Druck zu setzen.

Natürlich brauchen Sie Mut dafür. Menschen mit einer starken Leberenergie denken vielleicht: „Nun, das hört sich einfach an. Ein bisschen streiten und die Dinge laufen lassen." Aber für Lebertypen ist das eine schwere Aufgabe.

Lebertypen sind für einen Arzt oft eine Freude. Wenn er sie um Mithilfe bittet, spricht er natürlich ihr Verantwortungsgefühl an, und das ist bei ihnen stark entwickelt. Sie müssen es jetzt nur bewusst und anders als sonst anwenden.

6. Bewegung

Körperliche Bewegung ist ebenfalls eine Hilfe, und das ganz ohne Streit. Gehen Sie spazieren, oder laufen Sie. Wählen Sie eine Aktivität, die nichts mit Ergebnissen zu tun hat. Bewegen Sie sich um der Bewegung willen, nicht um sich selbst eine Medaille umhängen zu können.

7. Sich gehen lassen

Ein ausgelassener Abend mit viel Ausgelassenheit, ein wenig Alkohol und Tanzen senkt den Druck im Kessel schnell. Fahren Sie aber mit dem Taxi nach Hause!

Für eine gesunde Herzenergie
Übungen zu Kapitel 7

Nach den Grundübungen sind Sie hoffentlich mit Unruhe als körperlicher Empfindung vertraut. Sie sind ruhiger geworden und haben sich etwas mehr Freiraum geschaffen. Aber ein paar ergänzende Übungen können nicht schaden; denn sie helfen Ihnen, tief verwurzeltes Verhalten zu ändern. Arbeiten Sie immer noch, damit andere Sie nett finden?

1. Sie sind nett, so wie Sie sind

Herztypen müssen die Verantwortung für ihr Selbstwertgefühl so schnell wie möglich zurückfordern und nie wieder aus der Hand geben. Geben Sie zunächst die Überzeugung auf, dass Sie arbeiten müssen, damit andere Sie nett finden. Sie sind nett, und die anderen wissen das, auch wenn Sie nicht andauernd Beweise dafür liefern.

2. Lachen

Der zweite Schritt besteht darin, Ihren Ernst aufzugeben. Sie fühlen sich durch und durch ernst und betrübt. Nun bitte ich Sie, das Gegenteil zu üben. Lachen Sie, auch wenn Ihnen nicht danach zumute ist! Stellen Sie sich vor den Spiegel, und lachen Sie ganz einfach. Lassen Sie die Schultern, den Bauch, das Gesicht, die Stimme mitlachen. Lachen Sie aus vollem Hals, auch wenn es keinen Grund dafür gibt. Das mag im Spiegel albern aussehen; aber Sie werden bald richtig lachen – über das, was Sie im Spiegel sehen. Ist das nicht zum Schieflachen?

3. Unter Menschen gehen

Herztypen sind wahre Meister, wenn es darum geht, sich selbst zu opfern und zu missachten. Sie tun das, weil sie hoffen, dass sie dafür Liebe, Zuwendung und echten Kontakt zurückbekommen. Sie sind jederzeit für jeden da, bangen ständig um alles und jeden, stehen Schlange, wenn Sorgen verteilt werden, und hören Hilferufe, für die andere anscheinend taub sind. Doch das Ende vom Lied ist, dass sie einsam und depressiv zu Hause sitzen und das Gefühl haben, dass niemand auf sie wartet.

Wenn Sie genug davon haben, einsam und niedergeschlagen zu sein, dann gehen Sie hinaus und verteilen Sie Wärme, Zuwendung und Energie, selbst wenn Sie nicht die geringste Lust dazu haben. Was Sie geben, bekommen Sie zurück. Wer Zuwendung und Liebe sucht, findet sie am schnellsten, indem er sie zuerst verschenkt. Schon dieses Verhalten aktiviert verschiedene Substanzen und Prozesse im Körper und im Gehirn, die dafür sorgen, dass die Stimmung nach dem ersten Versuch gut bleibt. Außerdem reagieren die Menschen, mit denen Sie Kontakt aufnehmen, sofort bestätigend auf Ihr Verhalten, was Ihrer Laune noch mehr auf die Sprünge hilft.

4. Verliebt sein

Verliebtheit ist eine sehr gesunde Krankheit, vor allem für Herztypen. Viele Studien belegen, dass Verliebtheit das Immunsystem stark anregt. Eine dieser Studien wies nach, dass verliebte Studenten viel seltener krank sind, viel mehr weiße Blutkörperchen haben und Stress besser vertragen als andere Studenten. Verliebtheit ist nicht nur gesund, sondern meist auch angenehm. Verliebte sehen im allgemeinen gut aus. Manche strahlen so, dass es ihrer Umgebung auffällt.

Wenn Sie verliebt sind, platzen Sie schier vor Energie. Sie finden die Welt schöner und werden seltener wütend oder missmutig. Das setzt einen positiven Kreislauf in Gang, und Sie fühlen sich zunehmend besser. Das Glück kann fast unerträglich werden.

Wenn es so herrlich und gesund ist, verliebt zu sein, warum knüpfen wir dann so strenge Bedingungen daran? Warum lassen wir die Zügel nicht ein wenig locker? Warum machen wir uns das Leben so schwer, dass wir uns höchstens ein paar Mal im Leben verlieben? Warum dürfen Sie sich, wenn Sie glücklich verheiratet sind, in niemanden verlieben, der oder die viel zu alt oder jung für Sie ist oder aus anderen Gründen als Lebenspartner nicht in Frage kommt? Warum muss Verliebtheit immer mit Sex oder ausschließlichem Besitz verbunden sein? Warum wollen wir mit der Verliebtheit immer etwas „tun"?

Ich glaube, wir würden uns selbst einen großen Gefallen erweisen, wenn wir lernen würden, uns zu verlieben, es zu genießen – und nichts weiter. Denn wenn Sie jedes Mal, kaum dass Sie verliebt sind, heiraten und Kinder bekommen wollen, ist es in der Tat besser, sich nicht zu verlieben; andernfalls geraten Sie in große Schwierigkeiten. Sie haben also die Wahl: sich nicht mehr verlieben, sobald Sie einen Partner gefunden haben, oder das zielorientierte Denken über Verliebtheit aufgeben. Im ersten Fall berauben Sie sich der Chance, jemals wieder verliebt zu sein. Im zweiten Fall können Sie so heftig und so oft verliebt sein, wie Sie wollen, vorausgesetzt, Sie versuchen nicht zwanghaft, etwas damit zu „tun".

Können Sie sich vorstellen, ohne Begierde verliebt zu sein? Begierde ist im Buddhismus eine wichtige Ursache des Leidens. Begehren heißt, etwas unbedingt haben und behalten wollen; und Leiden entsteht, weil gerade die Dinge, die es wert sind, festgehalten zu werden, überaus flüchtig sind. Liebe, Geborgenheit, Zuneigung, Freiheit und Verbundenheit welken, wenn Sie versuchen, sie zu fesseln. Alles, was der Mühe wert ist, wird größer, wenn Sie es verschenken und mit anderen teilen, ohne Macht auszuüben und ohne besitzen zu wollen.

Verliebtheit hat viel mit Erleuchtung zu tun. Es ist eine Art Ekstase, in der Sie sich öffnen und mit anderen verbinden. Verliebte genießen das Leben. Sie sehen nicht nur die Vorzüge des oder der Angebeteten, sondern auch die Vorzüge ihrer Umwelt. Sie hören Vögel zwitschern, sehen das Schilf, das sich im Wind wiegt, freuen sich über knospende Blüten und mögen plötzlich sogar ihre brummige Nachbarin. Sie lassen anderen im Straßenverkehr großzügig die Vorfahrt, eilen als Erste zu Hilfe, wenn ein Kind vom Fahrrad fällt, und es stört sie nicht im Geringsten, dass der Mensch, der all diese wundervollen Gefühle ausgelöst hat, langsam kahl wird oder aus dem Mund riecht. Die Engländer haben dafür einen schönen Ausdruck: „Auf dem Sonnenschein gehen."

Verliebtheit ist zu schön, um sie nur ein- oder zweimal im Leben zu erfahren. Werfen Sie alle einschränkenden Bedingungen über Bord, und stellen Sie selbst die Weichen. Verliebtheit ist nichts, was Ihnen widerfährt; es ist unser normaler Seinszustand. Sie brauchen ihn nur zuzulassen. Wenn Sie aufhören, Blockaden und Hemmungen aufrechtzuerhalten, bricht die Sonne wieder durch. Fast jeder Mensch war einmal verliebt; darum wissen Sie genau, wovon ich rede. Hätte ich Ihnen etwas über Erleuchtung erzählt, könnten Sie „Das kapiere ich nicht!" rufen. Aber wenn Sie sich noch vage daran erinnern, wie Sie sich fühlten, als Sie zum letzten Mal verliebt waren, ist Ihnen völlig klar, worauf ich hinaus will. Schauen Sie sich um, suchen Sie sich ein Ziel, lassen Sie zu, dass Sie sich verlieben, erweitern Sie dieses Gefühl auf Ihre ganze Umgebung, und lassen Sie es nie mehr los.

5. Nein sagen

Am schnellsten wird die Herzenergie gesund, wenn Sie einsehen, dass Sie nicht alles für andere tun können und müssen. Lernen Sie, nein zu sagen, wenn Sie für andere alles tun wollen. Davor fürchten Sie sich, weil Sie glauben, die Zuneigung anderer zu verlieren, wenn Sie eine Bitte um Hilfe ablehnen. Das ist falsch. Herztypen müssen es einige Male selbst erlebt haben, bevor sie es glauben. Einerlei, wie schwer es Ihnen fällt, versuchen Sie einmal, höflich nein zu sagen.

Ein guter Anfang besteht darin, nicht nach Hilfsbedürftigen zu suchen. Gewöhnen Sie es sich ab, allzeit bereit zu sein.

Als nächsten Schritt schützen Sie sich vor unmöglichen Wünschen. Wenn jemand Sie um etwas bittet, was Sie beim besten

Willen nicht leisten können, dann sagen Sie es, und versuchen Sie nicht, wider besseres Wissen – nur damit man Sie nett findet – den großen Wohltäter zu spielen. Setzen Sie sich Grenzen: Was können und wollen Sie für andere tun? Bewachen Sie Ihre Grenzen. Sie werden bald merken, dass diese Klarheit nicht nur gut für Sie ist, sondern auch befreiend wirkt, auch auf Ihre Umgebung. Manchmal helfen Sie einem Menschen am besten, indem Sie nichts tun. Nein sagen und doch als sympathisch gelten – was für eine herzerwärmende Idee!

6. Tanzen und Spielen

Stagnierende Herzenergie beginnt wieder zu fließen, wenn Sie tanzen, spielen und zwischendurch sinnlose Dinge tun.

7. Berühren

Dank der Herzenergie können Sie sich mit anderen Menschen verbinden. Alle Arten der Berührung stärken die Herzenergie: Sex, Schmusen, eine Balgerei, Massage, eine schlichte Berührung während eines Gesprächs oder eine Umarmung.

Für eine gesunde Lungenenergie

Übungen zu Kapitel 8

Haben Sie immer noch die Schachtel mit Jugendbildern in Reichweite, oder haben Sie sich mit Hilfe der Grundübungen ein wenig von der Vergangenheit gelöst? Die folgenden Zusatzübungen ermuntern Sie noch mehr, das Vergangene loszulassen und die Zukunft begierig einzuatmen.

1. Ja sagen

Für alle, die sich mit der Lungenenergie auskennen, folgt hier das erste Rezept zur Selbsthilfe: Sagen Sie laut und deutlich „Ja" zu allem, was Ihnen begegnet. Umarmen Sie jede Veränderung. Bei angenehmen Veränderungen ist das nicht schwierig, aber die Kunst besteht darin, auch etwas weniger angenehme Veränderungen zu bejahen, zum Beispiel Veränderungen, die mit Kummer einhergehen. Leisten Sie keinen Widerstand, erfahren Sie den Kummer im Körper, und denken Sie daran, dass Kummer eine Emotion ist, die viel Gutes bewirken kann. Wenn Sie Menschen fragen, welches Ereignis in ihrem Leben für ihre Entwicklung am wichtigsten war, nennen sie oft etwas, was schwierig und traurig war.

Sie müssen sich erlauben, traurig zu sein. Wenn Sie die Emotion zulassen, bietet sich Ihnen die Chance, sich selbst mehr zu lieben. Dann können Sie auch mehr Liebe mit anderen teilen. Akzeptanz ist der erste Schritt zur Genesung. Danach müssen Sie einsehen, dass Ihr Kummer wertvoll ist. Das Gefühl in Ihrem Energiesystem, das die Emotion Kummer auslöst, ist nicht von vornherein negativ, und Sie müssen es nicht notwendigerweise blockieren. Sie können sich dem Kummer auch öffnen. Er kann ein starker Katalysator sein, der Ihr Leben vorteilhaft verändert, ein Tor zur tiefen Verbundenheit mit anderen. Leid ermöglicht es Ihnen, liebevoller zu werden.

2. Tapferkeit üben

Sie brauchen Mut, um zu allem ja zu sagen, was geschieht. Tapferkeit ist eine Eigenschaft, die lungenschwache Menschen pflegen müssen. Sie lässt sich auch im Alltag trainieren, zum Beispiel beim Sprechen. Lungentypen neigen dazu, leise zu sprechen und eine kleinlaute Haltung einzunehmen. Die Lungenenergie wird enorm angeregt, wenn Sie laut und deutlich reden. Einen Setz mit den Worten zu beenden „So sieht's aus, basta" zeugt von einer starken Lungenenergie.

Wenn Sie einen solchen Ton in einem Augenblick anschlagen, in dem Ihre Lungenenergie schwach ist, versetzen Sie ihr einen kräftigen Impuls, der das Gleichgewicht wiederherstellt.

3. Kommunikative Selbstprüfung

Eine gute Übung für die Lungenenergie besteht darin, einen Tag lang darauf zu achten, was Sie zu anderen sagen und *warum* Sie es sagen. Sprechen Sie laut und deutlich? Legen Sie Ihre tiefste Überzeugung in die Worte? Kommt es Ihnen hauptsächlich darauf an, wie andere Ihre Worte aufnehmen? Klingt Ihre Wahrheit in Ihren Worten durch, oder ist der Tonfall abtastend? Warten Sie zuerst auf Zeichen der Zustimmung, ehe Sie sich trauen, Ihre Wahrheit auszusprechen? Wenn Sie einen Tag lang aufgepasst haben, wie Sie kommunizieren, können Sie am nächsten Tag beseitigen, was Ihre Lungenenergie schwächt.

4. Die Wahrheit sagen

Stärken Sie Ihre Lungenenergie, indem Sie von Ihrer Wahrheit ausgehen. Sagen Sie morgens zu sich selbst: „Es ist mir egal, was andere davon halten. So sehe ich es, und damit basta." Lassen Sie diese Überzeugung in allem, was Sie sagen, deutlich durchklingen. So können Sie Tapferkeit beim Sprechen üben. Die Reaktionen Ihrer Umgebung werden Sie überraschen! Es fühlt sich so gut an, dass es Ihnen nach diesem ersten Schritt nicht mehr so schwer fällt, im Alltag ehrlich, offen und tapfer zu sein.

Und das hat positive Folgen für Ihre Lungenenergie.

5. Laut singen

Ziemlich viele Lungentypen rauchen. Das ist verständlich, weil Rauchen hilft, blockierte Lungenenergie zu befreien. Allerdings ist das Mittel schlimmer als das Problem. Zum Glück gibt es eine hervorragende Alternative, nämlich Singen. Aus voller Brust ein Lied zu trällern ist eine gesunde Methode, um die Lungenenergie zu stärken. Die Dusche ist ein guter Ort dafür (wenn ich solche Tipps gebe, muss ich auch an andere Menschen denken).

Singen Sie laut, sprechen Sie den Text deutlich aus, legen Sie Gefühl in das Lied. Aus voller Brust und lauthals ein Lied zu singen, wenn möglich mit voller Überzeugung, ist die edelste Art, zum Leben ja zu sagen!

6. Den Feuerwehrschlauch weglegen

Viele Lungentypen halsen sich eine Menge Verantwortung auf. Das müssen sie auch, denn andernfalls würden andere Menschen vieles verändern – aber es soll doch bleiben, wie es ist. Darum übernehmen sie Verantwortung. Eine gute Übung besteht darin, das einmal bewusst nicht zu tun. Seien Sie tapfer, und nehmen Sie das Risiko in Kauf, dass etwas schiefgeht. Sie werden sehen, es geht nicht schief. Entspannen Sie sich, und löschen Sie kleine Brände erst, wenn sie entstehen. Machen Sie die Menschen nicht nervös, indem Sie den ganzen Tag mit dem Feuerwehrschlauch herumrennen, obwohl noch nichts passiert ist. Vertrauen Sie den Menschen, und gestehen Sie ihnen Fehler zu. Erlauben Sie auch sich selbst Fehler zu machen, und teilen Sie Ihre Verantwortung mit anderen.

Verantwortung heißt im Englischen *responsibility*. Das bedeutet wörtlich „Reaktionsfähigkeit“. Wie reagieren Sie auf Ereignisse? Verkrampft, panikartig? Mit der Absicht, anderen zu helfen, oder mit der Absicht, alles beim Alten zu lassen? Nutzen Sie Ihre Idealvorstellung von Verantwortung, um etwas geschehen zu lassen oder um etwas zu verhindern? Warum machen Sie aus Verantwortung ein Zwangsverhalten?

7. Risiken eingehen

Gehen Sie hinaus, treffen Sie neue Menschen, ganz andere Menschen, als Sie gewöhnt sind. Lassen Sie sich aus dem Zelt locken, gewinnen Sie neue Freunde (und zeigen Sie ihnen nicht sofort alle Ihre Fotoalben), suchen Sie neue Urlaubsziele, nehmen Sie Schauspielunterricht, kurz gesagt: Suchen Sie die Veränderung. Lassen Sie die Vergangenheit los.

8. Erfrischungen

Die Lungenenergie erfrischt den Körper und den Geist. Wenn sie stagniert, sollten Sie erfrischende Situationen suchen. Gehen Sie nach einem Frühlingsregen im Wald spazieren, gehen Sie in die Sauna, oder umgeben Sie sich mit inspirierenden Menschen.

Für Weisheit – Stärkung des Kristalls

Übungen zu Kapitel 9

Es gibt zwei Arten von Übungen, welche die Weisheit fördern. Erstens jene, die für eine ausreichende Zufuhr reiner Energie in den Kristall sorgen oder den Kristall selbst stärken. Im Kristall wird ja Energie in Weisheit transformiert, und das geht nicht ohne genügend reine Energie.

Der zweite Übungstyp zielt auf die Umwandlung von Energie in Weisheit im Kristall ab. Wichtig dabei ist, hemmende Überzeugungen loszulassen. Bei diesen Übungen geht es um Vergebung, Mitgefühl und Stille. Sie neutralisieren die störende Wirkung der fünf falschen Überzeugungen.

1. Keinen Widerstand leisten

Die erste und unerlässliche Übung verlangt von Ihnen, sich den fünf großen negativen Emotionen nicht zu widersetzen. Solange zu wenig oder unreine Energie in den Kristall fließt, ist keine Weisheit möglich. Alles, was wir in den Kapiteln 1 bis 8 besprochen haben, bildet daher den ersten Schritt.

2. Vergebung

Viele Menschen schleppen die Vergangenheit als bleierne Last mit sich herum. Andere beschäftigen sich ständig mit der Zukunft. Sich auf die Zukunft vorzubereiten und Vergangenes wiederzukäuen sind zwei Seiten derselben Medaille: Sie leben nicht im Hier und Jetzt. Während Kinder sich auf das Neue freuen, das jeder Tag ihnen bringt, ist für den Zeitgefangenen jeder Tag eine Erinnerung an früher. Ohne Vorfreude und Begeisterung ist das Leben eine schmerzliche Wiederholung gleicher Ereignisse.

„Gang zur Versöhnung“ ist eine sehr wirksame Übung, die hilft, die Vergangenheit loszulassen. Es ist eine Technik, die der

Amerikaner Harry Palmer entwickelt hat und die sich sehr gut dafür eignet, mit einfachen Mitteln große Wirkungen zu erzielen, wenn Sie Ihr Bewusstein erweitern und innerlich wachsen wollen. Avatar, sein bekanntester Kurs, verspricht sogar „Erleuchtung" in neun Tagen. In der Tat kenne ich Menschen, die mit Avatar Bewusstseinszustände erreichten, für die man früher in Klöstern und Aschrams ein ganzes Menschenleben brauchte. Natürlich müssen Sie „reif" dafür sein; aber wenn Sie soweit sind, ist es gut zu wissen, dass Ihnen schnelle und wirksame Techniken zur Verfügung stehen. Eine dieser Techniken ist der „Gang zur Versöhnung" für alle Menschen, die eine schwere Vergangenheit mit sich herumschleppen und etwas von dieser Last abwerfen wollen. Stellen Sie sich an den Fuß einer Treppe (die Treppen von Kaufhäusern, die einen Aufzug haben, sind meist ruhige Orte). Steigen Sie dann Stufe für Stufe hoch, und denken Sie auf jeder Stufe über etwas nach, was Sie getan haben und was nicht sehr liebevoll war. Es kann auch eine Einstellung oder ein Gedanke sein. Derjenige, dem Sie das „angetan" haben, kann ein Mensch, ein Tier oder eine Gruppe sein – aber auch Sie selbst können das „Opfer" sein.

Visualisieren Sie auf jeder Stufe eine Tat, eine Einstellung oder einen Gedanken dieser Art, und bitten Sie dann um Vergebung. Dann steigen Sie eine Stufe höher, bis sie oben sind oder Ihnen nichts mehr einfällt. Die ersten Stufen sind meist recht einfach. Aber wenn Sie nach ein paar Stufen die eher oberflächlichen „Sünden" hinter sich gelassen haben und intensiv nachdenken müssen, wird es richtig interessant. Jetzt kommt nämlich ans Licht, wie Sie mit sich selbst umgegangen sind.

Oben angekommen nehmen Sie sich Zeit, sich zu sammeln. Denken Sie über die Zeit nach: Was ist Zeit, welche Wirkungen hat sie, was bedeutet Zeit für Sie? Haben Sie Zeit? Und so weiter. Wenn Sie Glück haben, spüren Sie so Blockaden auf, die Sie mit der Zeit verknüpft haben, und können sie loslassen. Wenn Sie spüren, dass Sie auf der Treppe etwas gelernt haben, gehen Sie den Weg zurück.

Auch den Weg nach unten legen Sie stufenweise zurück. Bei jedem Schritt segnen Sie etwas oder jemanden. Vergessen Sie vor allem nicht, sich Selbst und Ihre Dinge zu segnen. Wenn Sie unten angekommen sind, fühlen Sie sich wahrscheinlich deutlich leichter. Sie haben eine Art geistigen Frühjahrsputz hinter sich und eine Menge Müll abgeladen, den Sie lange mit sich herumgeschleppt haben.

Harry Palmer hat einer uralten Technik – dem Besteigen eines heiligen Berges und anderen Pilgerreisen – eine moderne Form gegeben. Eine Pilgerreise im eigenen Treppenhaus passt gut in eine Zeit, in der alles schnell gehen muss.

3. Mitgefühl

Leiden ist ein wesentlicher Teil des menschlichen Lebens, und kein Mensch bleibt von ihm verschont. Buddha lehrte, dass es eine Ursache des Leidens gibt und dass wir es lindern können. Die Ursachen des Leidens sind Begierde, Unwissenheit und Angst. Begierde ist die Domäne der Emotionen, Unwissenheit die Domäne des Kristalls und Angst die Domäne der Krone. Der Weg zur Überwindung des Leidens ist der Weg des Herzens, der Weg des Mitgefühls.

Jeder Mensch wird in seinem Leben mit Leiden konfrontiert und sehnt sich nach einem Leben mit möglichst wenig Leiden. Er strebt nach Gesundheit, materiellem Wohlstand und guten zwischenmenschlichen Beziehungen. Und vor allem will jeder Mensch glücklich sein. Das alles gilt auch für Sie, Ihre Angehörigen, Nachbarn und Kollegen. Jeder sucht dasselbe, auch die Menschen, die Ihnen nicht so nahe stehen, mit denen Sie nicht gut auskommen oder denen Sie grollen. Politiker, Konkurrenten, Menschen, die Ihnen Unrecht getan haben oder bei Ihnen eingebrochen sind – alle sehnen sich nach Glück.

Mitgefühl stellt sich ein, sobald Sie erkennen, dass andere das Gleiche suchen, die gleiche Sehnsucht spüren und das Gleiche brauchen wie Sie. Selbst wenn Sie Menschen begegnen, die grob, ungerecht, unausstehlich, aggressiv, dumm, gefährlich oder verrückt sind, ist Ihnen klar, dass sie offenbar keinen besseren Weg zum Glück kennen. Sie tun, was sie tun, und sind, was sie sind, weil sie hoffen, auf diese Weise zu bekommen, was sie brauchen. Genau wie Sie.

Eine gute Übung, die das Mitgefühl schult, hörte ich von Ram Das. Er hatte zu Hause einen Puja-Tisch, eine Art Hausaltar, auf dem Bilder von Heiligen standen und auf dem Weihrauch brannte. Die Bilder stellten seinen Guru Neem Karoli Baba, aber auch Buddha und Jesus dar. Und mitten unter ihnen stand das Bild eines Politikers, den er entschieden ablehnte. Nennen wir ihn Senator X. Jeden Morgen, wenn Ram Das aufstand und am Tisch vorbeiging, blieb er stehen, um die Bilder auf dem Puja-Tisch zu begrüßen: „Guten Morgen, Buddha, guten Morgen, Jesus, guten Morgen, Baba, guten Morgen, Senator X", sagte er laut und sandte ihnen all seine Liebe. So übte sich Ram Das in Mitgefühl.

Ich vermute, es fällt Ihnen schwer, das Foto eines Schwerverbrechers auf Ihren Hausaltar zu stellen und ihm jeden Tag Liebe zu senden. Deshalb habe ich eine neutrale Übung für Sie. Suchen Sie einen ruhigen Platz im Haus oder im Garten auf, oder setzen Sie sich auf eine Parkbank oder an einen Tisch in einem belebten Straßencafé. Denken Sie an einen Menschen (es kann auch ein Passant sein), und sprechen Sie laut oder leise:

Wie ich hat dieser Mensch einen göttlichen Kern.
Wie ich ist dieser Mensch einzigartig.
Wie ich strebt dieser Mensch nach Glück.
Wie ich ist dieser Mensch auf dem Weg zur Vollkommenheit.

Wenn Sie das eine Stunde lang durchhalten, sehen Sie die Welt und ihre Bewohner mit anderen Augen. Sie sind keine Konkurrenten oder Objekte der Lust, des Hasses, der Angst oder der Begierde mehr, sondern ein Teil Ihrer selbst, mit dem Sie sich mühelos verbinden können.

4. Raum und Stille im Hier und Jetzt

Die folgende Meditation ist nicht nur die einfachste Form des Meditierens, sondern auch die reinste, die ich kenne.

Setzen Sie sich aufrecht hin, zum Beispiel auf einen Stuhl im Esszimmer. Die Haltung spielt zwar keine große Rolle, aber einige Ratschläge möchte ich dennoch geben. Die Beine bilden einen Winkel von 90 Grad, und die Füße berühren den Boden. Der Rücken ist gerade, aber nicht steif, die Hände liegen auf den Oberschenkeln oder gefaltet im Schoß; der Kopf bleibt locker oben. Sobald Sie entspannt und aufrecht sitzen, schließen Sie die Augen und atmen ruhig. Konzentrieren Sie sich auf die Atmung, an der Sie nichts ändern sollten. Atmen Sie einfach ruhig ein und aus. Konzentrieren Sie sich auf die Stelle der Nase, an der Sie die ein- und ausströmende Atemluft spüren. Dann zählen Sie beim Ausatmen Ihre Atemzüge. Beginnen Sie bei 1, und zählen Sie bis 100. Wenn Sie sich verzählen, beginnen Sie wieder bei 1. Das ist alles.

Als ich es zum ersten Mal versuchte, schaffte ich es nicht bis 100. Ich verzählte mich immer wieder und musste von vorne anfangen. Das fand ich unerträglich. Ich kann doch wohl bis hundert zählen?! Gereizt begann ich wieder bei eins. Bei acht dachte ich: „Komisch, wie langsam das geht, dieses Atmen." Bei zwölf juckten mir die Füße. Bei siebzehn hörte ich, wie die Nachbarin die Mülltonne nach draußen brachte, und dachte daran, dass ich das auch noch tun musste. Ein paar Atemzüge weiter merkte ich, dass ich seit der Siebzehn nicht mehr gezählt hatte, sondern dass meine Gedanken zum ältesten Sohn der Nachbarin gewandert waren, der an diesem Tag zum vierzehnten Mal seine Führerscheinprüfung machte. Er war sehr nervös, denn der Führerschein war wichtig für seinen Beruf, und ich hatte ihn mit Akupunktur behandelt, um ihn zu beruhigen. Ich fragte mich, ob er die Prüfung bestanden hatte, obwohl ich eigentlich zählen wollte.

Also wieder von vorne. Bei drei klingelte das Telefon. Wieder begann ich bei eins, nachdem ich den Hörer abgenommen und nach dem Gespräch wieder hingelegt hatte. Jetzt nahm ich mir fest vor, mich von nichts und niemandem mehr ablenken zu lassen. Bis achtundzwanzig lief es sehr gut. Dann spürte ich einen Krampf zwischen den Schulterblättern. Eine leise Stimme in meinem Kopf sagte: „Hör damit auf, das ist nichts für dich." Ich zählte ein wenig weiter; aber die Stimme meldete sich erneut: „Was für ein Unsinn – Zählmeditation! Fühlst du dich davon etwa besser? Das hast du doch gar nicht nötig! Das ist etwas für Leute, die mit sich selbst hadern. Und jetzt hast du auch noch Rückenschmerzen. Das führt doch zu nichts!" Und so weiter.

Hoffentlich haben Sie eine etwas leisere Stimme im Kopf. Ich brauchte eine Menge Übung, um diese Stimme in die Schranken zu weisen. Sie ist immer noch da, aber ich bin auf sie vorbereitet und habe ihr Folgendes klargemacht: „Du darfst da sein und dich um alles kümmern; aber ich will ein paar Minuten lang auf hundert zählen. Also stör mich eine Weile nicht. Danach darfst du wieder sagen, was du willst, und ich hör dir zu." Anfangs wehrte sich die Stimme dagegen: „Ich will gar nicht so oft und so viel Aufmerksamkeit. Ich will nur Eines: dass du mir zuhörst, wenn du auf hundert zählst." Geduldig erklärte ich ihr, dass dies das Einzige war, was mir nicht gefiel. Schließlich rief ich ungeduldig: „Wer ist hier eigentlich der Chef, du oder ich?" Das half, denn auch die Stimme weiß, dass ich letztlich das Sagen habe.

Seither gelingt es mir zuverlässig, auf hundert zu zählen, und ich genieße die angenehme Wirkung der regelmäßigen Meditation.

Bei achtzig erreichen Sie meist eine ordentliche Meditationstiefe. Mit der Zeit gelingt das immer schneller. Wenn Sie mit dieser vorzüglichen Meditation viel Erfahrung haben, brauchen Sie nur noch einen Knopf zu drücken, und schon geht es los. Sobald Sie die Hundert erreicht haben, hören Sie auf zu zählen und bleiben ruhig sitzen, solange Sie wollen.

Für Weisheit – Stärkung der Krone

Übungen zu Kapitel 9

Es gibt zwei Arten von Übungen: Die einen sorgen für eine ausreichende Zufuhr reiner Energie in den Kristall, die anderen stärken die Krone selbst. In der Krone wird Energie in Glück transformiert.

1. Keinen Widerstand mehr leisten

Die erste und entscheidende Übung geht wie beim Kristall: Wehren Sie sich nicht gegen die fünf großen Emotionen. Solange nicht genügend reine Energie in den Kristall und in die Krone strömt, haben Weisheit und Glück keine Chance. Alles, was wir in den Kapiteln 1 bis 8 besprochen haben, ist daher der erste Schritt. Sobald Sie emotional im Gleichgewicht sind, müssen Sie noch tun (oder lassen), was notwendig ist, um die Energie im Kristall in Weisheit umzuwandeln. Erst wenn alle diese Voraussetzungen erfüllt sind, ist es sinnvoll, mit Glücksübungen anzufangen.

2. Hingabe

Für die Transformation von Energie in Glück in der Krone ist sehr wichtig: Hingabe. Sie hat zwei Komponenten: Erstens dürfen Sie nicht urteilen und müssen loslassen, was Sie bekommen; zweitens müssen Sie bereit sein, die Wirklichkeit anderer Menschen zu erfahren.

Das Erfahren der Wirklichkeit ohne Urteil ist daher der erste Schritt der Übung. Urteilslose Erfahrung bringt Sie zum Kern zurück, der seiner Natur nach glücklich ist. Dieser Zustand gleicht dem Öffnen des Vorhangs zur Ewigkeit: Sie verbinden sich mit dem kosmischen Bewusstsein. Dessen Eigenschaften heißen im Sanskrit *sat, chit* und *ananda:* absolutes Sein, absolutes Bewusstsein und absolute Glückseligkeit.

Absolutes Sein können Sie üben, indem Sie ohne Maske und ohne Vorurteile durchs Leben gehen. Bauen Sie nicht an Ihrer Persönlichkeit, sondern lassen Sie Ihre Seele nach außen scheinen und seien Sie ehrlich zu sich und anderen. Absolutes Bewusstsein fördern Sie, indem Sie sich immer auf das Hier und Jetzt konzentrieren. Das Körperbewusstsein ist dabei der beste Anker, den Sie haben; denn der Körper ist seiner Definition nach hier und jetzt. Absolute Glückseligkeit ist das unvermeidliche Ergebnis dieser Einstellung und dieser richtigen Lebensweise. Ananda ist der Segen des lachenden Buddha.

3. Verbindung aufnehmen

Es gibt noch eine letzte Gefahr: dass Sie Ihre Glückseligkeit still genießen und sich von Ihrer unbewussten, unerleuchteten, hässlichen Umwelt abwenden. Die Versuchung ist groß, vor allem wenn die äußere Welt mit Widerstand oder gar mit Aggression reagiert. Ziehen Sie sich jetzt nicht in Ihre Muschel zurück, sondern verbinden Sie sich mit allem, was Sie umgibt. Dieser Rat hat zwei Gründe. Erstens: Das große Ganze spendet Ihnen Nahrung, selbst wenn die Verbindung bisweilen schmerzhaft ist. Wenn Sie die Verbindung nicht beibehalten, fließt Ihnen keine Energie mehr zu. Dann zwingt der Kosmos Sie, wieder auf die Ebene der gewöhnlichen Sterblichen zurückzukehren. Ihr Glück nimmt zu, wenn Sie es teilen.

Zweitens: Die Verbindung mit dem Rest der Welt schärft Ihre Aufmerksamkeit und verhindert, dass Sie zu sehr an Ihrer privaten Glückseligkeit haften. Anhaften führt mit der Zeit unweigerlich zum Verlust; denn Sie müssen lernen loszulassen, was Sie festhalten wollen. Das ist ein Paradoxon, aber es ist eben so.

Das Einatmen der Welt ermöglicht es Ihnen, sich mit dem Ganzen zu verbinden. Diese Übung können Sie überall und fast immer machen, während Sie Ihren täglichen Pflichten nachgehen. Planen Sie dafür ein paar Stunden ein.

Nehmen Sie zuerst bewusst wahr, was in Ihnen und in Ihrer Umgebung vorgeht: Gedanken, Emotionen, Ereignisse, Sinneseindrücke – die ganze Bandbreite der menschlichen Erfahrungen. Urteilen Sie nicht, kommentieren Sie nichts, sondern begnügen Sie sich mit der neutralen Wahrnehmung. Kleben Sie dann bewusst und wohlüberlegt ein Etikett auf alles, was Sie wahrnehmen. Auf dem Etikett steht: „Das ist vollkommen.“ Denken Sie: „Jetzt erfahre ich die absolute Vollkommenheit“, einerlei, was tatsächlich geschieht. Sehen, fühlen und erfahren Sie, dass es an Ihren Wahrnehmungen nichts zu verbessern gibt. Es ist nicht notwendig, dass Sie diese Feststellung auch außerhalb der Übung richtig finden.

Denken Sie daran, dass die ganze vollkommene Schöpfung im Grunde nichts anderes ist als Energie. Die Welt besteht aus Energie. Sie bestehen aus Energie. Sie können sich an dem riesigen Energievorrat laben, der Sie umgibt. Das geschieht, indem Sie die Energie mit dem dritten Auge einatmen. Das dritte Auge liegt auf der Stirn zwischen den Augenbrauen. Reiben Sie diese Stelle, wenn Sie sie nicht sofort spüren.

Sie können die Energie Ihrer Umgebung durch dieses „Auge“ in sich hineinsaugen. Fühlen Sie Ihre Umwelt, die vollkommene Energie. Atmen Sie ein, und ziehen Sie dabei eine ordentliche Portion dieser Energie durch das dritte Auge in den Körper. Atmen Sie dann aus, und lassen Sie los. Nach dem Ausatmen verteilt sich die Energie im Körper. Die Einatmung ist der Motor, der alles in Bewegung versetzt. Die Ausatmung befreit die Energie, so dass sie an den neuen Ort strömen kann. Freie Energie fließt nämlich dorthin, wo sie gebraucht wird. Lenken Sie also die Energie nicht, sondern fühlen Sie, was Ihre Energie tut, nachdem Sie die Welt durch das dritte Auge eingeatmet haben.

Nach ein paar vorsichtigen, bewussten Atemzügen wissen Sie, wie man die Welt einatmet, und können es tun, wo und wann immer Sie wollen.

4. In der Welt, aber nicht von der Welt sein

Auf dem Gedenkstein von Osho an seinem Geburtsort Poona (Indien) sind folgende Worte eingemeißelt: „Nie geboren, nie gestorben, diesen Planeten nur besucht." Es ist eine Jahrtausende alte Erkenntnis, dass wir mit beiden Beinen im Leben stehen müssen, ohne an unserem Standort zu kleben.

Die folgende chassidische Anekdote ist keine Übung, sondern eher ein geistiges Bild, das diese Weisheit bekräftigt. Damit möchte ich dieses *Arbeitsbuch* abschließen.

Vor langer Zeit lebte in Polen ein weltberühmter Rabbiner. Ein amerikanischer Besucher wunderte sich darüber, wie bescheiden dieser große Mann lebte. Außer zahlreichen Büchern und Papieren enthielt die kleine Wohnung nur einen Tisch und eine Schlafcouch. „Rabbi, wo sind all Eure Sachen?", wollte der Besucher wissen.

„Wo sind deine?", fragte der Rabbiner.

„Meine?" Der Amerikaner war verdutzt. „Wieso? Ich bin doch nur auf Besuch hier."

Der Rabbiner nickte und sagte: „Ich auch."

Nachwort

Damit dieses Buch leicht lesbar wird, haben wir es aus dem Blickwinkel des Akupunkteurs und seiner Praxis geschrieben. Viele Beispiele, die wir zitiert haben, stammen aus diesem Umfeld. Das Buch wurde in der Ich-Form geschrieben, damit Ton van Gelder als Arzt und Therapeut zu Wort kommt. Wir haben die Erfahrungen von Fiona de Vos aus ihrer täglichen Arbeit als Managementberaterin bewusst nicht verwertet. Auf diese Weise haben wir ein unnötiges Hin und Her zwischen beiden Berufen vermieden. Aber es gab noch einen anderen wichtigen Grund dafür, die Darstellung künstlich zu vereinfachen.

Dieser Grund ist *Identifikation.* Jeder ist ab und zu Patient; aber nicht jeder ist Manager oder Direktor eines Unternehmens. Deshalb hielten wir es auch nicht für nötig, den Stoff von allen Seiten her zu beleuchten. An dieser Stelle möge der Hinweis genügen, dass wir auf beruflich völlig verschiedenen Wegen zu gleichen Beobachtungen und Schlussfolgerungen gelangt sind, was die Frage betrifft, wie Menschen und Unternehmen Ausgewogenheit und Gesundheit erreichen können.

Den größten Teil der besprochenen Einsichten verdanken wir jedoch nicht nur unserem Beruf. Die klassischen Schriften der großen Weisheitstraditionen waren und sind selbstverständlich eine unerschöpfliche Quelle der Inspiration. Aber wir sind im Laufe der Jahre auch vielen inspirierenden Menschen begegnet, darunter Ram Das (einem „ausgestiegenen" Harvard-Professor der Psychologie), Danny Vishnudatt (einem Freund und begnadeten Chakra-Therapeuten), dem Managementphilosophen Eli Goldratt, Paul Nogier (dem Begründer der modernen Ohrakupunktur) und Mantak Chia (einem taoistischen Meister, dem wir bahnbrechende Arbeiten über Sexualität verdanken). Sie alle haben uns bereichert.

Wie groß und anregend diese anerkannten „Gurus“ auch sein mögen, das meiste haben wir von „gewöhnlichen“ Menschen gelernt. Patienten und Manager bilden eine große Gruppe, der wir Dank für die Lebenslektionen schulden, die sie unaufhörlich anbieten.

Solche Lehrer heißen Sat-Gurus. Der Große Lehrer ist immer bei Ihnen, weil er die Gestalt der Menschen in Ihrer Umgebung annehmen kann.

Mögen unter Ihren Sat-Gurus viele lachende Buddhas sein!

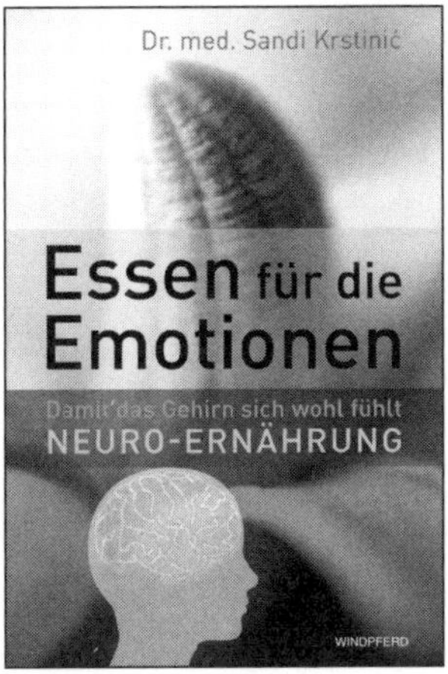

Dr. med. Sandi Krstinić
Essen für die Emotionen
Damit das Gehirn sich wohl fühlt
160 Seiten, Paperback
ISBN 978-3-89385-635-0

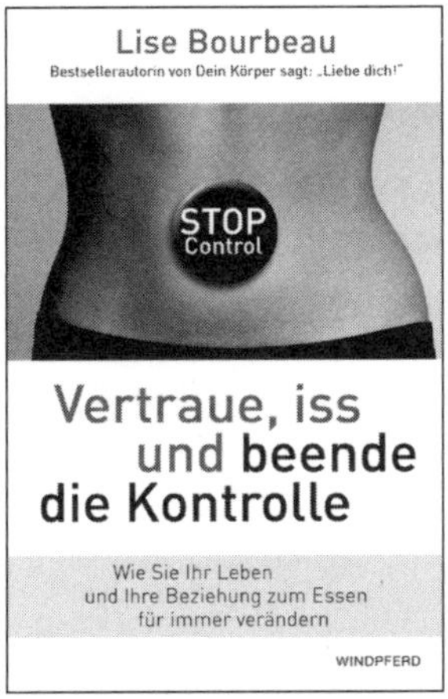

Lise Bourbeau
Vertraue, iss und beende die Kontrolle
Wie Sie Ihr Leben und Ihre Beziehung zum Essen für immer verändern
240 Seiten, Paperback
ISBN 978-3-89385-606-0

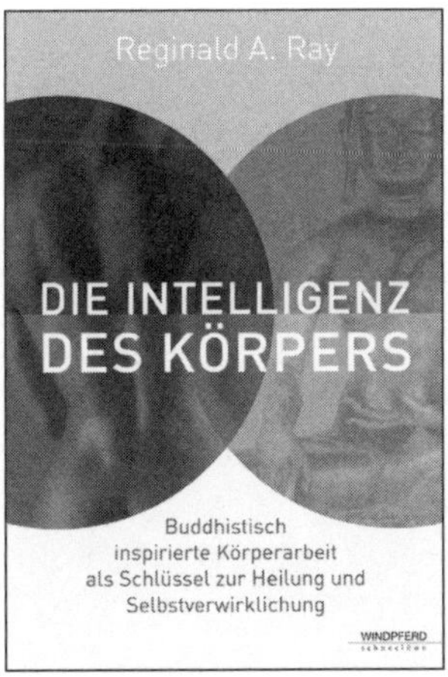

Reginald A. Ray
Die Intelligenz des Körpers
Buddhistisch inspirierte Körperarbeit als Schlüssel zur Heilung und Selbstverwirklichung
400 Seiten, Paperback
ISBN 978-3-89385-630-5

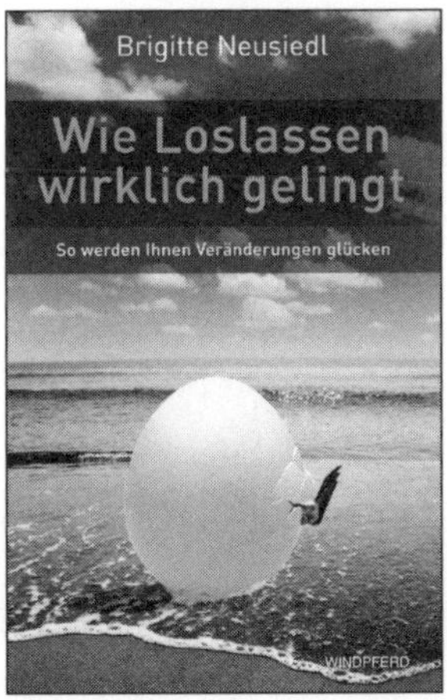

Brigitte Neusiedl
Wie Loslassen wirklich gelingt
So werden Ihnen Veränderungen glücken
280 Seiten, Paperback
ISBN 978-3-89385-626-6